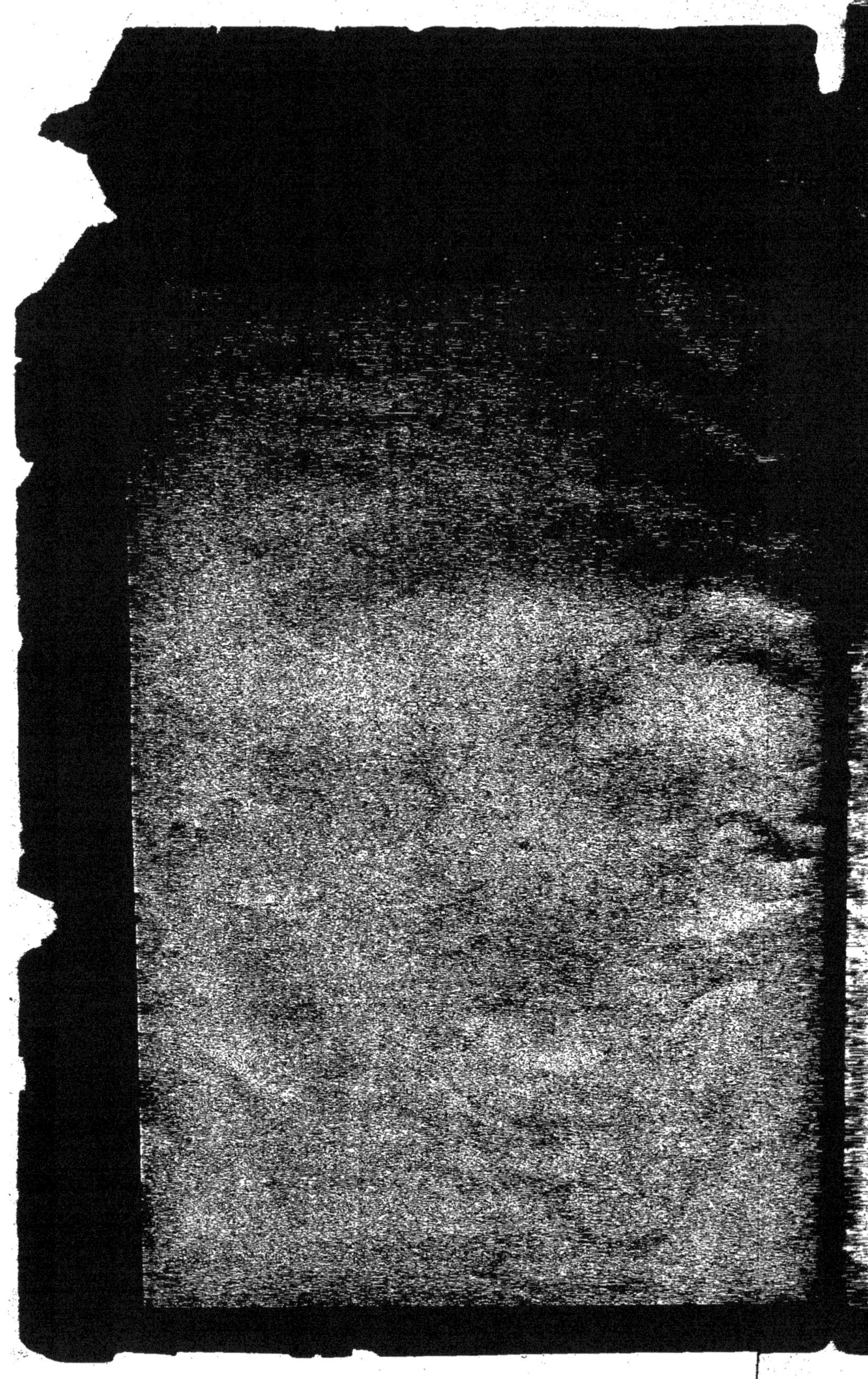

ÉTUDES

SUR

LES MÉDICATIONS

ARSENICALE ET ANTIMONIALE

ET

SUR LES MALADIES DU COEUR

PAR LE DOCTEUR

Lucien PAPILLAUD (Henri ALMÈS)

Chevalier de l'ordre royal du Christ, de Portugal
Membre correspondant de la Société des sciences médicales de Lisbonne
De l'Académie d'Hippone, de la Société de climatologie algérienne
De la Société de médecine du Havre et de la Société impériale de médecine de Marseille

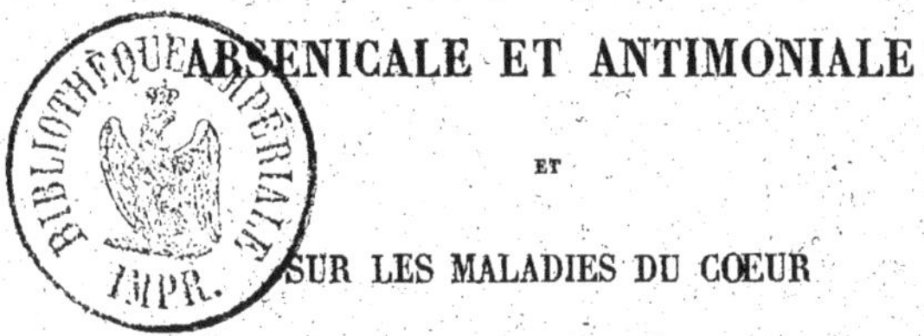

—o×o×o—

PARIS

J.-B. BAILLIÈRE et FILS

LIBRAIRES DE L'ACADÉMIE IMPÉRIALE DE MÉDECINE
Rue Hautefeuille, 19, près le boulevard Saint-Germain

LONDRES | **NEW-YORK**
Hipp. BAILLIÈRE, 219, Regent street | Ch. BAILLIÈRE, 440, Broadway

MADRID, C. BAILLY-BAILLIÈRE, PLAZA DEL PRINCIPE ALFONSO, 8

1867

AVANT-PROPOS

La priorité est une condition excessivement recherchée par
tous ceux qui croient avoir découvert quelque chose, mais
c'est une condition qui a de sérieux inconvénients tant pour
la découverte que pour l'inventeur. Une innovation quelconque
a toujours une certaine somme de difficultés à vaincre avant
de pénétrer dans les esprits, car elle rencontre infailliblement
l'hostilité de quelques-uns et, ce qui est pire, l'indifférence du
plus grand nombre; il semble que toute idée nouvelle soit,
comme on l'a dit, une personnalité à l'adresse de ceux qui ne
l'ont pas eue.

Pénétré de la justesse de cette appréciation, nous déclarons
ici que nous n'entendons élever aucune prétention à la priorité pour l'application des médications arsenicale et antimoniale au traitement des lésions hypertrophiques, rhumatismales et névrosiques du cœur, et, bien que nous ayions été
amené à nous en servir spontanément et par notre propre
inspiration, nous ne demandons pas mieux que de trouver des
antécédents et des prédécesseurs dans la voie où nous nous
sommes engagé.

Nous avons donc fait quelques recherches parmi les travaux

qui ont été publiés dans la presse médicale pendant les **vingt**
dernières années, mû par un sincère désir de rencontrer quelques tentatives analogues aux nôtres afin de nous appuyer
sur elles et d'emprunter à des faits déjà acquis à la science
l'autorité qu'ils peuvent transmettre à des idées et à des observations relevant uniquement de notre initiative personnelle.

Saujon (Charente-Inférieure), 18 juillet 1867.

MÉDICATIONS ARSENICALE ET ANTIMONIALE

ET SUR LES MALADIES DU COEUR

DE LA MÉDICATION ARSENICALE

A partir de 1840, les journaux et les recueils de médecine commençaient à parler des médicaments arsenicaux que le docteur Boudin (1) venait de réhabiliter pour le traitement des fièvres paludéennes; il avait été précédé dans cette voie par les médecins allemands et anglais, tandis qu'en France l'arsenic n'était guère employé que contre les maladies de la peau par les disciples de Bateman et de Willan en dermatologie. Nous avons entendu répéter souvent que pendant les premières années des essais du docteur Boudin, il n'y avait peut-être pas vingt médecins en France qui osassent se servir de l'arsenic. Le docteur Boudin employa dans le principe des doses différentes de celles qui étaient usitées en Angleterre et en Allemagne; à ses débuts dans la médication arsenicale, un demi-milligramme paraissait lui suffire; mais plus tard, lorsqu'il eut acquis l'habitude du maniement thérapeutique de l'arsenic, il en vint aux doses de Slevogt, de Fowler, de Pearson, et le prescrivit en moyenne à 5 centigrammes par jour.

De temps en temps apparaissaient quelques observations isolées et remarquables de névralgies traitées et guéries par la médication

---

(1) BOUDIN, *Traité des fièvres intermittentes*, Paris, 1842.

arsenicale. Tels sont les faits publiés par le docteur Alexander (*Revue médicale*, 1838) et par le professeur Natalis Guillot en 1841. Dans ce dernier cas, il s'agissait d'une névralgie faciale datant de vingt-huit ans et qui céda à l'emploi de l'acide arsénieux.

Pendant cette année, 1841, le professeur Trousseau essaya l'arsenic contre la phthisie et le catarrhe pulmonaire. Il le donna à l'intérieur et l'employa aussi en cigarettes pour en faire respirer la vapeur. Ces indications étaient fondées sur un passage de Dioscoride, qui préconise l'arsenic pour les malades qui ont du pus dans la poitrine et pour les asthmatiques, indiquant comme mode d'administration interne son mélange avec du miel et des substances résineuses. Son alliance à des vapeurs résineuses est également mentionnée par Dioscoride, et le professeur Trousseau se conforma à ces indications en faisant imprégner de baume de Tolu ses cigarettes arsenicales. Cette médication procura du soulagement à ceux qui y furent soumis, mais ne donna pas de guérisons.

La première formule du docteur Boudin consistait à mêler 1 centigramme d'acide arsénieux à 1 gramme de sucre de lait pour vingt prises, dont on administrait une à la fois, délayée dans une cuillerée d'eau. Avec cette dose si minime, il obtenait des guérisons bien observées et incontestables, qui prouvent qu'en fait de composés arsenicaux les préparations insolubles ou presque insolubles agissent aussi bien que celles qui sont solubles, et que les faibles doses peuvent donner lieu à des effets aussi prononcés que les fortes quantités, ce qui a fait dire, avec raison, que souvent l'arsenic produisait des résultats qui n'étaient pas proportionnés avec les doses minimes auxquelles ils étaient dus. Du reste, le docteur Boudin se servait aussi dans les mêmes conditions des arséniates de soude et de potasse et enfin de l'arséniate d'ammoniaque, qu'il employait à l'extérieur et comme anti-psorique. Dès les débuts de sa méthode, ce médecin reconnut l'opportunité de faire disparaître de ses formules le mot *arsenical* et de le remplacer par l'épithète de *minéral*.

A peu près vers la même époque le professeur Rayer, considérant l'irrégularité de la dose d'arsenic que porte avec lui le sulfure d'antimoine dans la tisane de Feltz, émit l'idée de remplacer cette préparation officinale par une décoction de salsepareille contenant 3 milligrammes d'arséniate de soude par 500 grammes. Le docteur Boudin qui, dans sa posologie arsenicale, en était encore aux demi-milligrammes, trouvait trop forte la dose choisie par M. Rayer et insistait pour la remplacer par celle de 2 milligrammes d'acide arsénieux ; mais, en définitive, la dose proposée par lui dépassait celle du docteur Rayer, puisque l'arséniate de soude ne contient à peu près qu'un tiers d'acide arsénique. Peu de temps après il élevait au quadruple dans sa poudre fébrifuge la proportion de l'arsenic, et il le donnait à la dose de 4 milligrammes par jour en deux fois. Malgré ce changement, ce médecin se prononçait contre l'élévation des doses des préparations arsenicales et la considérait comme la cause qui avait le plus nui à ce médicament.

Le docteur Boudin avait rendu à la thérapeutique le service d'éveiller l'attention des médecins sur l'emploi de l'arsenic, et cette circonstance devait faire naître des travaux de plus en plus importants sur ce médicament.

Nous voyons d'abord Donovan et Soubeiran combiner un nouveau sel qui serait l'iodo-arsénite de mercure et auquel le professeur Bouchardat proposa de substituer l'iodo-arsénite de potassium. Le sel de Donovan est resté dans la matière médicale où il a rendu et rend encore d'importants services.

Nous constatons encore dans les premières années qui suivent 1840 une nouvelle observation de névralgie faciale, rebelle guérie par l'arsenic et due au docteur Kœnigsfeld. L'arsenic fut aussi appliqué avec succès au traitement de l'urticaria tuberosa. Enfin, il fut publié une observation de salivation arsenicale causée par de faibles doses de ce médicament.

En 1843 le docteur Boudin, dont le nom est étroitement attaché à la réhabilitation arsenicale, ajoutait à ses publications sur cette question ses études sur le prétendu antagonisme entre les fièvres paludéennes et la phthisie (1); il conservait ses doses de 4 milligrammes, mais il délaissait les mélanges pulvérulents qu'il avait employés jusqu'alors pour leur préférer les solutions dans l'eau distillée. Enfin, il tenta avec succès l'association de la quinine et de l'arsenic (60 centigrammes de quinine et 16 milligrammes d'acide arsénieux).

En 1844, le docteur Boudin, appliquant toujours la médication ar-

---

(1) BOUDIN, *De l'influence des localités marécageuses sur la fréquence et la marche de la phthisie pulmonaire et de la fièvre typhoïde* (*Annales d'hyg. publ. et de méd. légale*, 1845, t. XXXIII, p. 58).

senicale aux fièvres paludéennes, en était venu à faire prendre à ses malades la dose de 1 à 3 centigrammes par jour et à continuer à 1 centigramme après guérison. A ce sujet, il citait ce qui se faisait en Allemagne, où il est d'habitude de mêler une petite quantité d'acide arsénieux aux aliments des bestiaux qui manquent d'appétit. Ce fait analogue à ceux que fit connaître plus tard Tschudi aurait dû mettre sur la voie des propriétés reconstituantes de l'arsenic, mais quand on poursuit une idée on ne s'en détourne pas facilement et le maître et les disciples qui employaient alors ce médicament le considéraient comme un hyposthénisant. Dans quelques essais du traitement de la chorée et des névralgies du trifacial par l'arsenic, le docteur Boudin put élever progressivement les doses des préparations arsenicales jusqu'à 18 centigrammes par jour. Du reste, pour les fièvres paludéennes elles-mêmes, il en était venu décidément à prescrire 5 centigrammes par vingt-quatre heures en continuant pendant plusieurs journées et allant même sans hésiter jusqu'à 10, 12 et 15 centigrammes quand il y était encouragé par la résistance de la maladie et par la tolérance du sujet. Ainsi les doses de Slevogt, de Fowler et de Pearson que le docteur Boudin recommandait d'éviter lorsqu'il prescrivait un demi-milligramme, étaient hardiment et de beaucoup dépassées par lui-même; mais, ajoutait-il, moyennant une minutieuse surveillance du médicament.

En 1845, le professeur Bouchardat constatait rationnellement la similitude et l'analogie qui existent entre l'antimoine et l'arsenic. Ce rapprochement demeura à l'état de lettre morte et ne suscita aucune conception, aucune expérimentation thérapeutiques.

Pendant cette même année il fut demandé à l'Académie son avis sur l'emploi des eaux minérales d'Hamman-Meskoutine en Algérie, eaux dans lesquelles le docteur Tripier avait découvert la minéralisation arsenicale. L'Académie donna un avis défavorable, décision que n'a pas confirmée l'expérience ultérieure qui a placé ces eaux africaines au premier rang des altérants et des reconstituants. Le docteur Boudin lui-même, exclusivement préoccupé de l'action de l'arsenic contre les fièvres intermittentes et ne lui accordant qu'une vertu anti-périodique, eut le tort de s'opposer à l'usage médical des eaux d'Hamman-Meskoutine, prétendant que les préparations pharmaceutiques d'arsenic étaient d'un maniement plus efficace, plus sûr et plus facile.

La médication que le docteur Boudin préconisait avec une louable persévérance gagnait toujours quelques adeptes dans le public médical, mais elle restait scrupuleusement limitée à la thérapeutique des fièvres paludéennes et des névralgies. M. le docteur E. Gintrac de Bordeaux fit une expérimentation sur des fébricitants et obtint la guérison dans la moitié des cas. L'importance de l'arsenic grandissait d'année en année. Nous avons remarqué dans les travaux sur la thérapeutique publiés en 1846 une formule dans laquelle l'arsenic est associé à l'antimoine pour faire des pastilles altérantes destinées au traitement des syphilis rebelles. La préparation antimoniale désignée pour cette association était mal choisie, c'était le protoxyde d'antimoine qui est reconnu pour être une substance à peu près inerte.

Après six années d'expérimentation de la médication arsenicale contre les fièvres paludéennes on commençait à remarquer que outre son action anti-périodique l'arsenic exerçait une influence stimulante et favorable sur les voies digestives, influence qui aidait à la guérison de la cachexie palustre par le prompt retour d'une nutrition active et régulière.

A partir de ce moment les applications de la médication arsenicale se multiplient; ce ne sont plus seulement les fièvres intermittentes et les névralgies qui en sont justiciables; nous avons vu déjà des tentatives heureuses faites avec ce puissant médicament contre la chorée, il n'y a pas de raison pour que toutes les névroses ne viennent à la suite subir l'expérimentation du traitement arsenical; et quand on pense à la multiplicité et à la diversité des maladies qui restent cachées sous le nom de névroses et de celles qui appartiennent en principe aux névroses et qui cependant portent un autre nom, on entrevoit presque toute la longue série des affections chroniques.

Parmi les affections chroniques à étiologie obscure, à caractère rebelle et réfractaire à tout traitement, on peut citer la pharyngite granuleuse. Nous voyons une observation de cette maladie guérie par l'arséniate de soude administré à la dose de 3 milligrammes par jour pendant trois mois. Selon Chomel la pharyngite granuleuse est de nature herpétique, il conseillait contre elle les eaux minérales sulfureuses; à quelque diathèse qu'elle appartienne elle consiste en une lésion variqueuse (varices capillaires); or il a été reconnu depuis que l'arsenic possédait une action élective sur les nerfs vaso-moteurs et par conséquent sur le système vasculaire. Il a été employé avec succès récemment contre les hémorrhoïdes, autre affection vasculaire que le professeur Gosselin a définitivement classée parmi les lésions variqueuses. Voilà donc l'arsenic engagé dans la thérapeutique des lésions vasculaires ou circulatoires, et il sera logique de l'amener jusqu'au traitement des maladies du cœur. Remarquons en passant que le goître exophthalmique qui est une lésion liée aux maladies du cœur, est, lui aussi, une affection vasculaire.

Nous ne ferons que mentionner trois nouvelles observations de chorées traitées et guéries par la médication arsenicale. L'une appartient au docteur Guersant père, et date de 1848; la dose de la préparation arsenicale avait été de 1 milligramme à 2 et demi, l'autre appartient au docteur Dieudonné. L'un de ces observateurs fait connaître que le premier ou l'un des premiers exemples de chorée guérie par l'arsenic remonte à 1835, a été publié dans le *London Medical Gazette*, et est dû au docteur anglais Macléon.

En 1849, le docteur Cenni, auteur italien, publie deux observations de phthisie guérie par l'arsenic à la dose de 1 centigramme par jour. De ces deux cas, le premier paraît être un épanchement pleurétique avec communication de la plèvre aux bronches (crachats fétides, air passant à travers un liquide); le deuxième un catarrhe pulmonaire chronique. La *Gazette médicale de Paris* mentionne à ce sujet un travail du docteur Garin de Lyon et ses droits à l'antériorité (*Journal de médecine de Lyon*, 1848).

Peu de temps après les intéressantes observations du docteur Cenni, parut un remarquable travail du docteur Debout sur l'emploi de l'arsenic contre les affections nerveuses des organes thoraciques. Cet article contient trois observations, la première d'un cas de catarrhe chronique, empruntée au docteur Garin, de Lyon, la seconde d'un cas d'affection organique du cœur (lésion non déterminée compliquée d'ascite et d'anasarque, sous l'influence de l'arsenic il y eut diurèse abondante et par suite guérison des épanchements et de la dyspnée); la troisième observation paraît se rapporter à une angine de poitrine et il y eut encore guérison. La dose avait été de 2 milligrammes à 1 centigramme par jour. C'est dans ce travail que nous trouvons la première notion de l'emploi de l'arsenic contre une affection cardiaque.

Pendant que les applications de l'arsenic s'élargissaient ainsi, le docteur Boudin et ses disciples, d'un côté et leurs contradicteurs, de l'autre, continuaient de discuter et d'expérimenter sur les mérites de ce remède contre les fièvres paludéennes. Pour ces médecins l'arsenic n'était qu'un anti-périodique qui avait l'inconvénient d'être de plus un hyposthénisant et ils insistaient sur l'opportunité des toniques alimentaires et médicamenteux, sur le régime substantiel et l'espèce d'entraînement qu'avait institué le docteur Boudin pour relever l'organisme autant de la débilitation produite par la maladie que de celle qu'ils croyaient devoir être produite par le remède. La voie par laquelle ils avaient engagé la réhabilitation de l'arsenic, avait été féconde, mais sans leur participation, et ils persévéraient à la maintenir dans son étroitesse primitive. Parmi les médecins militaires eux-mêmes, le docteur Boudin trouvait quelques adversaires entre lesquels se faisaient remarquer les docteurs Jacquot, Armand et Decaisne.

Cependant les partisans de l'arsenic n'étaient pas eux-mêmes parfaitement d'accord sur le mode d'action de ce médicament. Le docteur Dufour, de Lyon, le trouvait d'une efficacité supérieure contre le type quarte des fièvres intermittentes; le docteur Girbal de Montpellier, le préconisait surtout contre le type tierce mais il ne lui trouvait aucune action ni sur l'engorgement splénique ni sur l'état général, tandis que d'autres expérimentateurs déclaraient qu'il agissait sur la rate hypertrophiée aussi bien que le sulfate de quinine. Les uns prétendaient qu'il était suivi de récidives aussi fréquentes que celles qui s'observaient après la médication quinique, mais quelques autres le regardaient comme supérieur sous le rapport de la solidité des guérisons. Le docteur Boudin employait les vomitifs comme adjuvants du traitement arsenical et attachait une grande valeur à l'influence préalable ou simultanée du tartre stibié et de l'ipécacuanha, tandis que quelques-uns de ses disciples, parmi lesquels nous remarquons le docteur Sistach, n'admettaient pas ce point de doctrine et professaient que la médication arsenicale n'empruntait aucun accroissement d'efficacité à ces auxiliaires et pouvait, sans leur secours, guérir tout aussi bien qu'avec leur aide.

Un travail qui nous a paru écrit avec beaucoup de sagacité est celui d'un médecin italien, le docteur Morganti. Cet auteur dit avoir obtenu des succès dans les deux tiers des cas; il note comme effets secondaires du traitement arsenical la cessation des sueurs profuses, le réveil de l'appétit, l'amélioration du teint et du faciès et le retour des forces physiques et intellectuelles. Tous ces symptômes sont, selon lui, des signes de succès tandis que la douleur épigastrique, la toux, l'angine et quelquefois même la salivation, la persistance des accès pyrétiques auxquels se joint un mouvement fébrile continu, sont non-seulement des signes d'insuccès, mais, de plus, sont des contre-indications. Dans ces conditions et après l'essai par l'arsenic, la quinine réussit très-promptement et à doses relativement inférieures. Le docteur Morganti a constaté la moindre fréquence des récidives à la suite de la médicamentation arsenicale.

Laissons pour un moment la question du traitement des fièvres intermittentes et suivons les développements que prend la médication arsenicale appliquée à d'autres affections.

Une découverte des plus importantes venait d'être faite par un chimiste allemand, Walchner, qui avait constaté la minéralisation arsenicale dans les eaux thermales de Wiesbade. L'attention des chimistes se trouvant éveillée sur ce point on reprit de tous côtés l'analyse des eaux minérales dans lesquelles on n'avait jamais pensé à rechercher l'arsenic et on le trouva à peu près partout. Il fut constaté à Bussang et à Plombières par MM. Caventou et Chevallier et bientôt après à Hauterive, Royat, Provins, Vichy, Mont Dore, Bourbonne, Spa, Cusset, Chateldon, Niederbron, Cransac, Chaudesaigues etc. Il devint évident que l'arsenic devait être la substance minéralisatrice la plus généralement répandue, bien qu'elle eût jusqu'alors échappé aux investigations de l'analyse. Deux ou trois années après ce début M. Chevallier signalait l'arsenic dans quatre-vingt-deux des eaux minérales de France. Les conséquences d'un fait n'apparaissent jamais dans toute leur clarté immédiatement après sa découverte, aussi après quinze ans en sommes-nous à peine à admettre les corollaires de celui-ci. Il était cependant logique de prévoir que l'arsenic étant la substance minéralisatrice la plus répandue dans les eaux thermales il devait avoir une très-grande part dans la plus générale de leurs propriétés qui est une propriété reconstituante. On pouvait aussi admettre que la présence de l'arsenic étant à peu près constante dans les eaux minérales on devait lui attribuer dans une certaine proportion l'action favorable qu'elles exercent sur les affections diverses qui trouvent ou une améliora-

tion ou une guérison dans l'usage de ces eaux. Enfin il était encore
logique de reconnaître que les associations et les combinaisons de
l'arsenic dans les sources minérales, étaient des associations et des
combinaisons à imiter pour les préparations officinales. Ainsi la présence de l'arsenic dans les sources carbonatées et bicarbonatées
ferreuses qui guérissent la chlorose et l'anémie était une indication
pour l'associer au fer dans nos formules contre les maladies dues à
l'appauvrissement du sang ; son existence dans les diverses eaux
curatives des gastralgies, des dyspepsies, du catarrhe et de la phthisie devait éveiller l'attention sur l'emploi isolé de ce médicament
contre ces affections. Cependant, c'est à peine si nous commen-
çons actuellement à comprendre ces conséquences qui étaient tellement naturelles, qu'elles auraient dû être immédiatement déduites.

Pendant que s'opéraient ces découvertes dans l'analyse des eaux
minérales, pendant que l'arsenic cherché se montrait partout dans
ces eaux médicatrices dont la principale vertu est une vertu reconstituante, un des professeurs les plus distingués de nos écoles de
médecine navale, le docteur Delioux de Savignac, écrivait encore
en 1854 que l'arsenic, de beaucoup inférieur à la quinine, était im-
puissant à réparer l'état cachectique du sang, que son influence se
bornait à l'élément périodique et n'était efficace que contre les fièvres
bénignes. Nous devons ajouter que ce médecin a complétement
changé d'avis depuis, car il considère l'arsenic comme un reconstituant de premier ordre, et un antipériodique applicable à autant de
variétés pyrétologiques que la quinine elle-même. Plus tard encore,
et malgré les succès de l'arsenic contre un nombre toujours crois-
sant de maladies dans lesquelles il y a à reconstituer l'innervation
et la nutrition, M. Lamarre Picquot, tout en signalant une nouvelle
indication de la médication arsenicale pour prévenir et modifier la
tendance aux congestions et apoplexies cérébrales, avait la malen-
contreuse idée de fonder cette indication sur une prétendue influence hyposthénisante des arsenicaux et sur leur action antiplas-
tique qui diminuerait, selon lui, la proportion des globules rouges
dans le sang. Cette interprétation a été réfutée récemment par
M. le docteur Wahu, qui a cherché à faire prévaloir des idées complétement opposées en s'attachant à démontrer que plus le sang est
pauvre en globules et riche en eau et en albumine, plus grande est
a tendance aux hémorrhagies dans les organes parenchymateux

comme à travers les muqueuses.) M. Hirtz (1) admet comme incontestable, l'influence anti-apoplectique de l'arsenic, tout en repoussant l'interprétation de M. Lamarre-Picquot. M. Hirtz considère comme probable l'influence arsenicale sur le système vasculaire, et il n'est pas éloigné de croire que ce médicament agit sur les vaisseaux en empêchant leur dégénérescence athéromateuse.

Les propriétés reconstituantes de l'arsenic se trouvent démontrées par une relation du docteur Kopp, qui a décrit la préparation de l'acide arsénique et les lésions extérieures que cause son contact. Ce médecin a déclaré que pendant deux mois de manipulations de cet acide, il avait acquis un notable accroissement d'embonpoint, et que son poids s'était augmenté de 10 kilogrammes.

Le professeur Imbert-Gourbeyre, de Clermont, qui a l'arsenic en très-haute estime, a publié sur ce médicament plusieurs travaux importants tous marqués au coin d'une vaste et minutieuse érudition et d'une remarquable originalité.

Dans un mémoire sur les paralysies arsenicales, il cite Hille, auteur anglais, qui recommande l'arsenic contre la dyspepsie, le rhumatisme, la paralysie et contre les palpitations accompagnées de grande faiblesse qui surviennent fréquemment chez les buveurs de thé.

Mentionnerons-nous Black, autre auteur anglais, qui dit avoir observé de très-bons effets de l'arsenic contre le choléra, et qui le considère comme le spécifique de cette maladie? Nous craindrions de faire tort à notre médicament de prédilection en lui attribuant trop de vertus. Complétons cependant notre citation en ajoutant que le docteur Black a donné aux cholériques de dix à quinze gouttes de solution de Pearson, de dix en dix ou de quinze en quinze minutes, jusqu'à arrêt des vomissements et des déjections, qu'ensuite il a continué, mais à plus faibles doses, la même préparation, et qu'à l'aide de ce traitement il a le plus souvent obtenu un apaisement rapide et une prompte convalescence. Cependant l'expérimentation de Black a été reprise chez nous, et tout récemment par le docteur Cahen, qui a traité en 1866 les cholériques de l'hôpital israélite par la médication arsenicale, et qui n'a eu relativement qu'une très-faible proportion de décès. Il doit y avoir quelque fond de réalité dans

______

(1) HIRTZ, *Nouveau Dictionnaire de médecine et de chirurgie pratiques*, Paris, 1865. T. III, p. 111, article **Arsenic** (thérapeutique).

ces succès de l'arsenic contre la redoutable maladie épidémique. Ce sont des expériences à vérifier et auxquelles on peut se livrer avec d'autant plus de sécurité qu'on ne possède pas de traitement certain à opposer au choléra, et que si l'arsenic peut être utile il ne peut pas être nuisible.

Nous n'oserions pas nous faire garant des vertus anti-cholériques de l'arsenic; mais nous croyons qu'il doit avoir contre cette maladie et contre toutes les autres épidémies infectieuses et miasmatiques une influence préventive fondée sur sa double qualité de toxique et de reconstituant. Une intoxication quelconque est toujours, à un certain degré, préservatrice d'une autre. Maintenue dans les limites physiologiques, elle est exempte de danger; mais la tolérance et son habitude accroissent la résistance de l'organisme contre les influences analogues. D'un autre côté, un médicament reconstituant, qui active et régularise toutes les fonctions, qui soutient et anime les forces vitales, ne peut que raffermir les conditions normales de la santé, consolider l'organisme, et le rendre moins accessible à l'action des causes délétères; à ce double titre, nous avons une très-grande confiance dans les effets préservatifs de l'arsenic contre les maladies épidémiques et miasmatiques.

Le docteur Begbie, qui a si savamment décrit les effets physiologiques de l'arsenic, dit que ce médicament exerce souvent une heureuse influence sur les lésions utérines, dont une très-grande proportion dépend de la diathèse herpétique d'après Hunt et Simpson. Du reste, ce médecin rattache un très-grand nombre de maladies diverses à l'altération rhumatismale du sang et à la malaria ou cachexie palustre contre lesquelles l'arsenic a une action spéciale. Il ne considère pas l'arsenic comme un anti-périodique, mais comme un altérant ou modificateur du sang.

Nous remarquons un travail du docteur Blondlot, à propos de l'influence des corps gras sur l'acide arsénieux dont ils retardent considérablement la dissolution. Plusieurs médecins se sont fondés depuis sur les idées émises par M. Blondlot, pour proscrire de l'usage thérapeutique les composés arsenicaux insolubles ou peu solubles dont l'absorption pourrait être empêchée par les corps gras alimentaires qu'ils rencontreraient dans les voies digestives. Mais il faut considérer que cette action n'apporte dans ces conditions qu'un retard et non un obstacle définitif à l'absorption de l'arsenic, car les graisses ou les huiles subissent elles-mêmes la décomposition et l'assimilation, et laissent par conséquent l'arsenic abandonné à sa propre force de résistance. Ce n'est donc qu'une insolubilité relative, accidentelle et temporaire; il n'en est pas moins important de la connaître comme ressource immédiate contre l'empoisonnement, ressource qui pourrait faire gagner du temps et prolonger la période de curabilité.

Nous nous trouvons encore en 1860, 1861 et 1862 en présence d'une série de Mémoires sur l'arsenic considéré comme le remède des fièvres paludéennes. Un de ces Mémoires, publié par nous, établit que l'action de l'arsenic est beaucoup plus profonde et plus durable que celle de la quinine, qu'elle porte la désorganisation dans les accès, que le premier qui suit l'administration du médicament avance sur son heure ordinaire, qu'il est souvent exempt de frisson, que la céphalalgie est aggravée, le malaise général plus intense, puis qu'il vient une rémission suivie de redoublement, ce qui fait deux accès incomplets dans un seul, qui se trouve plus court qu'un accès complet des jours précédents. Lorsque l'arsenic est donné à des malades dont la fièvre est sujette à récidives, ces récidives peuvent encore avoir lieu après son administration, mais à des intervalles plus longs, et elles ne se renouvellent pas indéfiniment comme avec la quinine; après une première, il peut y en avoir une deuxième, rarement une troisième, presque jamais une quatrième. Dans nos observations, la dose du médicament a été de 5 centigrammes le premier jour, et de 2 centigrammes et demi pendant les quatre jours suivants. Le composé arsenical employé a été le plus souvent l'arséniate de soude.

Le docteur Macario émet à peu près les mêmes idées que celles du Mémoire précédent. Sa dose est aussi de 5 centigrammes au début, puis de 1 centigramme continué pendant plus ou moins longtemps; il a employé l'acide arsénieux sous forme solide. Les travaux du docteur Massart confirment les conclusions favorables des Mémoires que nous venons de mentionner, et y ajoutent leur autorité particulière. Après avoir débuté, en 1850, par des doses milligrammiques d'acide arsénieux, cet auteur en est venu à donner la préférence à l'arséniate de soude et à la dose de 5 centigrammes.

Le travail le plus important, publié dans ces dernières années sur ce sujet, est sans contredit le Mémoire du docteur Sistach. Ce distingué confrère, qui est un médecin militaire de l'école du docteur Boudin, n'adopte pas toutes les idées du maître; il s'attache à démontrer que l'arsenic agit indépendamment du régime et des vomitifs, et il insiste sur la propriété qu'il possède à la dose quotidienne de 1 à 2 centigrammes pour relever rapidement l'appétit et les forces des malades. Il cite l'exemple du docteur Moutard-Martin, qui donne l'arsenic à deux centigrammes par jour à tous les phthisiques qui entrent dans son service, et qui obtient le plus souvent, par ce moyen, un remarquable accroissement de l'appétit et des forces. Il cite des observations analogues du docteur Frémy, qui ajoute que, sous l'influence de la médication arsenicale, les malades ne tardent pas à acquérir un notable embonpoint et la fraîcheur rosée du teint si commune en Allemagne, où elle est souvent due à l'usage hygiénique de ce médicament. Pour nous qui avons aussi constaté sur un très-grand nombre de sujets l'influence des préparations arsenicales sur l'embonpoint et la coloration du teint, nous trouvons qu'elles produisent plutôt la teinte blanc mat de la santé que la fraîcheur rosée mentionnée par le docteur Frémy.

M. Sistach croit qu'à la dose 1, 1 et 1/2 et 2 centigrammes sans interruption, l'arsenic cesse promptement de stimuler l'appétit qu'il avait provoqué au début, et que les conséquences de cet accroissement de nutrition ne tardent pas à disparaître, tandis que la cessation opportune du médicament fait reparaître l'appétence. De plus, avant ou après le repas, l'arsenic troublerait l'appétit, tandis que deux heures après il produirait un effet opposé; enfin, la tolérance serait plus grande pendant l'existence de la fièvre intermittente, et diminuerait notablement après la cessation des accès. Nous avons employé très-souvent les préparations arsenicales sur des sujets exempts de fièvre comme sur des fébricitants, et nous n'avons point remarqué chez les uns ou les autres de différence dans l'aptitude à la tolérance. Nous l'avons administré avec un égal succès pendant le repas, immédiatement après ou quelques heures plus tard sans qu'il ait donné lieu à des troubles digestifs. Nous nous abstenons de le prescrire à jeun ou avant le repas; mais nous avons vu des sujets qui le prenaient ainsi sans inconvénient, et qui n'en obtenaient pas moins les effets consécutifs ordinaires.

M. Sistach a constaté l'enduit blanc argenté de la langue signalé par Béghin, et apparaissait à la suite de doses de 3 à 4 centigrammes

2

continuées pendant plusieurs jours, et avec l'insistance sur le remède, il passait au gris terreux. Cet enduit blanc et la salivation
sont des signes de saturation qui commandent la cessation du
remède. Le docteur Sistach a reconnu comme un des effets de la
médication arsenicale l'aptitude à la marche et à la fatigue signalée
par MM. Boudin, Masselot et plusieurs autres expérimentateurs. Il a
vu aussi se produire, par le fait de l'usage de ce médicament, les
éruptions miliaires avec démangeaisons décrites par le professeur
Imbert Gourbeyre. Ce dernier auteur, qui a minutieusement étudié
certains effets de l'arsenic, lui reconnaît une action élective sur les
organes génitaux externes, action qui se traduirait par des éruptions, des gangrènes et des paralysies. On sait que l'arsenic et aussi
l'antimoine passent pour posséder des vertus anaphrodisiaques. S'il
en est ainsi, leurs effets sur les organes de la génération ne se bor-
nent pas au tégument, et ils en atteignent l'innervation et le
dynamisme.

En voyant l'arsenic devenir un médicament usuel prescrit à des
doses relativement élevées (de 1 à 5 centigrammes), et souvent continué pendant un temps assez long, plusieurs médecins ont mani-
festé l'appréhension d'une intoxication latente qui pourrait se produire peu à peu chez les sujets soumis à la médication arsenicale
par le fait d'une accumulation graduelle du redoutable minéral, et
se manifester à un moment donné par un empoisonnement pro-
fond, chronique et irrémédiable.

Le regrettable docteur Aran admettait cette prétendue accumulation indéfinie de l'arsenic dans l'organisme. Mais les expériences de
MM. Chatin et Louis Orfila ont démontré que son élimination se fait
complétement chez l'homme dans les 30 jours qui suivent l'inges-
tion du médicament, et enfin, l'absence d'accidents consécutifs
chez un très-grand nombre de malades observés dans le but de
cette constatation, a été vérifiée par les docteurs Chevalier, Maillot,
Bréra, Gibert, Masselot, Carezzi, etc., etc.

Un des auteurs qui ont publié les écrits les plus distingués sur
l'arsenic, le docteur Millet, a prescrit ce médicament contre les
gastralgies. Ajoutons qu'il ne le recommande que comme un pis
aller et comme un remède purement empirique ; cependant il ajoute
qu'il échoue rarement. Remède empirique soit, pas plus pourtant
que beaucoup d'autres : mais remède de pis aller, non, puisqu'il

échoue rarement, même après l'essai des autres médicaments généralement usités.

Pfaff, dans un travail sur les propriétés de la digitale, recommande de faire suivre l'emploi de ce médicament par l'emploi de
l'arsenic, et il dit qu'à l'aide de cette combinaison, on parvient à
atténuer considérablement les accidents cyanosiques dans les maladies du cœur.

Notons, parmi les travaux sur l'arsenic, des expériences de
M. Chatin, dans lesquelles ce chimiste a fait pénétrer l'acide
arsénieux dans les plantes, en en saturant le terrain dans lequel
se répandaient leurs racines. M. Chatin a constaté que cet acide se
combinait dans les végétaux en formant des arsénites que décom-
pose ensuite le chlorure de calcium. Ces expériences prouvent que
l'insolubilité de certains composés arsenicaux n'est que relative,
et que les incessantes décompositions et recompositions chimiques
qui s'opèrent dans les organismes vivants font pénétrer les préparations insolubles aussi bien que celles qui sont préalablement dis-
soutes.

Depuis la publication du mémoire du docteur Tschudi sur l'emploi vulgaire de l'arsenic comme médicament hygiénique parmi les
populations de la Styrie, du Tyrol et de quelques autres contrées de
l'Allemagne, une certaine curiosité s'est emparée du public à l'égard
de cette substance. On a voulu en France se donner, comme les Allemands de la basse Autriche, la fraîcheur du coloris et l'éclat des
yeux au moyen des préparations arsenicales, et non-seulement ce
médicament a refait le teint mais encore les forces et l'embonpoint,
il a régularisé la respiration et la circulation, répandu le bien-être
et l'harmonie dans l'organisme, en un mot il est devenu un reconstituant. C'est sous ce dernier rapport qu'il a été considéré, étudié e
expérimenté dans ces dernières années par les docteurs Isnard et
Wahu, dont les récents travaux ont définitivement tiré l'arsenic de
l'ornière de l'anti-périodicité dans laquelle il était resté embourbé
pendant si longtemps. Aujourd'hui toute dissertation sur sa vertu
fébrifuge serait une redite ; sur ce point la discussion est épuisée, la
lumière est faite et le débat est clos. La propriété de guérir la fièvre
intermittente est une des moindres qualités de l'arsenic ; c'est comme
médicament d'un usage presque général et s'appliquant au plus
grand nombre des maladies qu'il doit être considéré maintenant.

En effet, sa qualité de reconstituant ne pose-t-elle pas son indication
en regard de presque tous les cas pathologiques? L'action de la maladie n'est-elle pas une action déconstituante et le rôle du remède
n'est-il pas de refaire ce que la maladie a défait ou de maintenir ce
qu'elle tend a désorganiser?

La médication arsenicale est indiquée, selon nous, dans tous les cas
où il est opportun de relever les forces et de régulariser les fonctions, quelle que soit d'ailleurs la nature de la maladie qui a amené
cette indication. L'action réparatrice de l'arsenic trouve aussi bien
sa place à la suite de l'affaiblissement causé par une pneumonie qu'à
la suite de l'anémie produite par une fièvre paludéenne. C'est un
médicament polychreste par excellence.

Mais, outre son action générale, il a des actions électives, et c'est
celle qu'il exerce sur le cœur que nous voulons étudier. Nous avons
vu ce médicament signalé pour le traitement de ces maladies dès
1849 par les docteurs Debout et Garin, nous l'avons vu recommandé par le professeur Begbie contre un état du sang qu'il juge
être la cause des affections rhumatismales, et enfin le docteur Pfaff
le prescrit simultanément ou alternativement avec la digitale pour
remédier aux accidents cyanosiques des lésions organiques du cœur
et pour mieux assurer la sédation circulatoire.

Hille, auteur anglais cité par le professeur Imbert-Gourbeyre, recommande l'arsenic contre la dyspepsie, le rhumatisme, la paralysie
et contre les palpitations accompagnées de grande faiblesse qu'é-
prouvent les buveurs de thé. Ces indications sont toujours la consé-
cration de la propriété reconstituante et névrosthénique de l'arsenic.

Outre son action élective sur le cœur, il a de plus une influence
spéciale contre la lésion ou l'aberration de nutrition organique
qu'on appelle hypertrophie.

Nous avons vu tout récemment le professeur Nélaton préconiser
ce remède contre une affection qui a résisté à tous les autres agents
thérapeutiques, l'hypertrophie glandulaire générale. Sans attribuer
à la médication arsenicale une influence décisive contre cette maladie, qui le plus souvent avant d'arriver à son terme fait succomber
les sujets à une asphyxie produite par la compression du larynx ou
de la trachée, le célèbre professeur n'en reconnaît pas moins que
c'est la seule qui ait été utile en retardant la marche du mal et en
l'enrayant quelquefois.

Le docteur Devergie, dans le cours d'une discussion académique, avait déclaré que l'arsenic était un hypothénisant et qu'il l'avait presque constamment vu, dans le traitement des maladies de la peau, amener l'anémie chez les sujets affectés de psoriasis, lesquels sont habituellement doués d'une forte constitution où prédomine l'élément sanguin. Cette assertion, contre laquelle s'était élevé le docteur Wahu et que cet éminent confrère regardait comme le fait d'un malentendu sur les doses, paraît en désaccord avec le récent témoignage que rend M. Devergie à l'efficacité de ce même médicament contre le diabète. Cette maladie, comme on sait, se résume en une élimination anormale et en un épuisement rapide. Or, si l'arsenic était un hyposthénisant, quel contre-sens ne commettrait-on pas en l'employant contre une affection caractérisée par l'hyposthénie, par l'altération des liquides et des solides de l'économie animale, par l'amaigrissement, l'affaiblissement et par une prostration progressive et générale? Il n'y a que des reconstituants qui puissent lutter contre de tels phénomènes morbides, et nous concluons que les faits cités par M. Devergie, à propos du diabète, sont une rectification de l'interprétation qu'il avait exposée au sujet du psoriasis.

Les esprits les plus généralisateurs de notre époque, MM. Pidoux Hardy, Bazin et quelques autres, rattachent toutes les affections chroniques à un petit nombre de causes diathésiques, scrofulides, herpétides, arthritides, syphilides. Nous remarquons et nous constatons en faveur de l'arsenic et aussi en faveur de l'antimoine que de tout temps ces deux médicaments ont été employés avec un succès consacré par l'expérience des siècles, contre tous ces états pathologiques constitutionnels, et que si quelques autres médications ont obtenu, à titre d'expédient, des guérisons temporaires plus nombreuses et plus rapides contre les manifestations accidentelles, ce sont l'antimoine et l'arsenic qui ont la plus forte proportion de guérisons radicales et définitives des états diathésiques.

DE LA MÉDICATION ANTIMONIALE

La médication antimoniale remonte à la même époque et à la même paternité que la médication arsenicale, et cette paternité appartient à Dioscoride qui mentionne les propriétés anti-ophthalmiques et anti-hémorrhagiques de ce médicament, propriétés oubliées et méconnues pendant des siècles et de nouveau découvertes ou simplement retrouvées par les thérapeutistes modernes. L'usage interne de l'antimoine date du xvi⁰ siècle et de Paracelse qui a connu et indiqué certaines vertus de ce médicament à peu près perdues de vue depuis, contestées par nos contemporains, et qui néanmoins sont actuellement en voie de réhabilitation : nous voulons désigner ses propriétés reconstituantes et son efficacité contre certaines affections convulsives telles que la chorée et l'épilepsie. Pendant très-longtemps l'antimoine ne fut employé qu'à l'état de sulfure et sous sa forme métallique. Ce ne fut que vers le premier tiers du xvii⁰ siècle que fut connue et décrite la préparation du tartre stibié qui devait dominer tous les autres composés antimoniaux.

Vanté par les anciens contre les maladies de la peau, l'antimoine a beaucoup perdu parmi les modernes de sa renommée comme antipsorique. Son usage a été repris cependant par le professeur Devergie, qui a traité avec quelque succès au moyen du tartre stibié des dermopathies squameuses rebelles à d'autres médications. Ce même médicament a également réussi dans des cas analogues entre les mains de M. Boeck (de Christiania), il a même produit des résultats encourageants dans le traitement de la dermatose pustuleuse spéciale à la face, et connue vulgairement sous le nom de coupe-rose. La dose en doit être de 1 à 3 centigrammes par jour. Dans les traitements antipsoriques, la médication par l'antimoine semble compléter celle par l'arsenic; la première paraît plus apte à guérir les dermopathies à formes humides, tandis que la dernière réussit mieux contre celles à formes sèches. Du reste, elle la complète encore sous un autre rapport, sous celui de la succession, car le tartre stibié doit être employé comme succédané de l'arsenic dans les cas où celui-ci échoue; ces cas semblent particulièrement favorables à la médicamentation antimoniale, soit par le fait d'une affinité spéciale, soit par le fait d'une influence préparatoire exercée par l'arsenic. (Imbert-Gourbeyre, Devergie.) C'est de la médication arsénio-antimoniale.

Selon le professeur Imbert-Gourbeyre, l'usage interne des antimoniaux et des arsenicaux cause souvent des éruptions le plus souvent pustuleuses (ecthyma) sur le tégument des organes génitaux externes. Cette influence élective paraîtrait ne pas se borner à l'extérieur, et elle pourrait, d'après les observations de quelques auteurs, atteindre les organes eux-mêmes dans leur vitalité et altérer leur innervation au point de produire des paralysies et des gangrènes. Du reste, ces deux médicaments passent pour être anaphrodisiaques. Cette prétendue vertu dépressive du sens génésique est cependant loin d'être démontrée, et la statistique des naissances légitimes ou illégitimes dans les pays où l'on pratique l'arsenicophagie serait loin de la confirmer.

On s'est accordé à considérer comme altérante l'action des antimoniaux employés pendant longtemps et à faibles doses. Le docteur Delioux de Savignac l'explique en admettant qu'elle produit une modification des actes pathologiques qui s'opèrent dans le sang et qu'elle exerce une influence myosthénique ou névrosthénique sur la contractilité des capillaires circulatoires et respiratoires.

L'action altérante des antimoniaux, comme celle des arsenicaux, a été mise à profit contre les formes anciennes et rebelles de la syphilis. Autrefois c'était le sulfure d'antimoine, sulfure arsénifère comme on sait, qui faisait la base des préparations antimoniales antisyphilitiques. Aujourd'hui on pourrait le remplacer avec avantage par le tartre stibié. Cette substitution a été faite par le docteur Wildebrand, médecin finlandais, qui a obtenu d'excellents résultats de la médication antimoniale donnée sous cette forme si simple et si facile.

Après la syphilis c'est le rhumatisme qui est l'objectif des anciennes formules antimoniales toujours à base de sulfure, médicament mixte comme l'appelle avec raison le docteur Delioux de Savignac, puisqu'il agit autant comme arsenical que comme antimonial. Ici encore le doute n'est pas permis sur l'efficacité de ces préparations à renommée traditionnelle; seulement il est difficile de faire pour les formules anciennes la part de l'arsenic et celle de l'antimoine. Mais les succès obtenus par la médecine contemporaine avec le tartre stibié et même avec les oxysulfures antimoniaux contre les manifestations arthritiques et la diathèse rhumatismale, nous font apprécier la part qui doit revenir à l'antimoine dans les médicamentations d'autrefois.

Enfin l'antimoine a été employé avec succès contre la scrofule générale et contre certaines manifestations spéciales de cette maladie, telles que tuméfactions chroniques et engorgements ganglionnaires. Les préparations destinées à combattre ces affections abondent dans les formulaires : elles portent les noms très-connus des Plummer, Jaser, Kunckel, etc., et c'est toujours le sulfure noir qui en fait la base.

Pour en finir avec ce sulfure d'antimoine qui a été si célèbre autrefois et dont la vertu paraît si douteuse aujourd'hui, nous mentionnerons les observations publiées par le docteur Fauconnet, de Lyon, qui dit l'avoir donné avec succès contre les affections du cœur. Il est vrai que ce médecin attribue les effets de ce médicament autant à l'arsenic que contient ce sulfure qu'au composé antimonial. En raison de la faible dose employée, et qui n'a été que de 4 à 8 centigrammes par jour, nous croyons que c'est à l'arsenic que revient tout l'honneur des résultats obtenus.

Il est cependant encore une propriété des antimoniaux qu'il est utile de rappeler et de mettre en évidence, c'est leur vertu reconstituante. Nous avons dit que cette action avait été indiquée dès le xvie siècle par Paracelse; nous la trouvons confirmée dans le siècle suivant par l'illustre chimiste Kunckel, qui avait donné à l'une de ces préparations le nom de tablettes restaurantes ou corroborantes. Enfin nous trouvons la médicamentation antimoniale en usage chez les vétérinaires et les éleveurs pour l'engraissement du bétail. Son emploi est même appliqué à l'engraissement artificiel et forcé qu'on fait subir aux oiseaux de basse-cour pour produire ce qu'on appelle le foie gras, modification de la glande hépatique qui est due moitié à un excès de nutrition, et moitié à un commencement de maladie qui serait la stéatose ou transformation graisseuse. L'intoxication antimoniale à doses compatibles avec la vie produit en effet la stéatose du foie, tandis que les doses dites physiologiques déterminent seulement une suractivité de la nutrition, ayant pour effet l'embonpoint normal et la vigueur musculaire qui sont l'apanage de la santé. Nous nous sommes servi un très-grand nombre de fois du tartre stibié comme reconstituant à la dose de demi-centigramme à un centigramme, et nous en avons obtenu des effets réparateurs aussi sûrement et aussi promptement qu'on les obtient avec l'arsenic.

Le docteur Bonamy, de Nantes, qui a publié un mémoire sur le tartre stibié, regarde ce médicament comme un sédatif de la circulation. Cet auteur cite soixante observations dans lesquelles la sédation circulatoire a été constatée avec une diminution dans la fréquence du pouls, variant de trois à trente pulsations. Une opinion analogue a été émise par les docteurs Trousseau et Pidoux dans leur *Traité de thérapeutique*.

L'action sédative du tartre stibié sur la circulation a été quelque peu contestée par le docteur Henri Gintrac, qui étudiant les effets de l'émétique à haute dose contre la pneumonie, a cru remarquer que le ralentissement circulatoire n'a lieu que lorsque les pneumonies déclinent et entrent en voie d'amélioration, tandis que, lorsque ces affections ne cèdent pas, la circulation, au lieu de se ralentir, s'accélère. Ce serait donc la chute du mouvement phlegmasique qui amènerait l'apaisement circulatoire et non l'influence directe du tartre stibié. Ce médicament ne devrait pas, selon le médecin de Bordeaux, être considéré comme sédatif et hyposthénisant.

Experientia fallax, a dit Hippocrate ; si l'expérience est trompeuse, il y a une chose plus trompeuse encore, c'est l'interprétation des faits. Rien de plus variable que les conclusions auxquelles elle conduit selon qu'on cherche d'avance tel ou tel résultat. Pour apprécier la valeur du tartre stibié comme sédatif de la circulation, il faut s'en rapporter à l'expérimentation faite dans l'état physiologique, et cette expérimentation donne des résultats affirmatifs. Il ne faut donc pas, pour rejeter cette propriété de l'antimoine, se fonder sur ce qui peut avoir lieu quand il est administré contre une maladie aiguë, dont la solution varie indépendamment du remède. Il est évident qu'une pneumonie qui fera battre le pouls à 120 pulsations, et qui ne sera pas influencée par le tartre stibié, continuera de maintenir l'accélération circulatoire qu'elle aura suscitée, et que l'état fébrile neutralisera complétement ou incomplétement l'action sédative du médicament : mais on ne trouve pas en cela la preuve qu'en dehors de ces conditions cette action sédative n'aurait pu s'exercer.

Quelle est l'action du tartre stibié sur la fibre musculaire? C'est la contracture à la suite des hautes doses, ce doit être la contraction à la suite des doses inférieures. Le docteur Ellioston, qui a employé avec succès le tartre stibié à doses élevées et fractionnées contre le croup, a observé dans quelques cas des contractures très-intenses dans les muscles des membres ; cet accident avait eu une certaine gravité, mais n'avait nullement compromis la guérison des malades. Le docteur Delioux de Savignac considère, lui aussi, l'antimoine et surtout le tartre stibié comme un stimulant et un régulateur de la contraction musculaire dans les capillaires sanguins et aériens.

On sait que le tartre stibié à haute dose est un des médicaments avec lesquels on guérit la chorée aiguë. Il a été employé contre cette affection par les docteurs Gillette, Bouley, Roger, etc., et leur a donné des succès rapides et décisifs. Il s'agit évidemment ici d'une médication substitutive, par laquelle une contracture pathologique est remplacée par une contracture thérapeutique et presque toxique. La première est effacée par la seconde, laquelle est proportionnée à la dose de remède ingérée et à l'espace de temps pendant lequel ce remède est continué. Aussi voyons-nous le tartre stibié prescrit à hautes doses contre cette affection, en débutant par la quantité de 20 à 50 centigrammes pour arriver rapidement à 90 centigrammes, et même jusqu'à 1 gramme et demi.

Le tartre stibié a même été prescrit avec un certain succès contre l'épilepsie par le docteur Joseph Bell. Ce médecin se fonde sur l'influence favorable qu'exerce le tartrate d'antimoine sur le délire fébrile, sur le delirium tremens, sur les inflammations aiguës des viscères, sur les congestions cérébrales et sur les paroxysmes de la manie des aliénés, et il s'appuie sur l'autorité d'Arctée et de de Haën qui indiquent l'émétique contre l'épilepsie. Du reste, Craighthon, de Dublin, et Akerley, de Liverpool, adoptent d'une manière générale le tartre stibié pour le traitement des affections à caractère spasmodique.

Nous avons vu que l'arsenic était un des plus puissants remèdes à opposer à la fièvre paludéenne; il n'est pas sans intérêt de constater aussi une propriété analogue en faveur du tartre stibié. Ce médicament donné au début des fièvres d'accès les guérit dans une proportion égale au moins à la proportion de guérisons que donne la quinine dans les mêmes conditions. Plus tard, à mesure que la période aiguë fait place á la période chronique, à mesure que la cachexie s'empare du malade, l'efficacité du tartre stibié diminue, tandis que celle du sel quinique demeure à peu près la même. Cependant il conserve encore une notable influence sur la fièvre dont il modifie, change et désorganise les accès, et il devient le plus précieux des adjuvants, soit de la quinine, soit de l'arsenic pour arriver à une guérison définitive. Quand on s'en sert à plusieurs reprises et à intervalles rapprochés, pendant qu'on agit par l'un ou l'autre des antipériodiques que nous venons de nommer, on fait de la médication antimonio-arsenicale ou antimonio-quinique, et on est souvent à même de constater que c'est à cet énergique auxiliaire qu'on doit le succès que ne pouvait atteindre le médicament principal tant qu'il était administré seul.

L'efficacité du tartre stibié contre les fièvres paludéennes avait inspiré au docteur la Camera l'idée d'une combinaison d'antimoine et de quinine, idée qu'il a réalisée en créant un sel appelé *antimoniate de quinine*, et possédant, selon son auteur, les propriétés de la quinine jointes aux vertus diaphorétiques et résolutives des antimoniaux. Le docteur la Camera assure que les guérisons obtenues à l'aide de ce médicament étaient très-rarement suivies de récidives.

Nous avons vu tout récemment citer les bons effets du tartre stibié contre diverses hémorrhagies, et de plus contre des hémorrhagies que nous appellerons larvées, telles que l'albuminurie. Nous-même nous nous en sommes souvent servi, et avec succès, contre l'hémoptysie, et nous lisions dernièrement des observations publiées par le docteur Guéneau de Mussy, par lesquelles ce médecin constatait nonseulement l'action hémostatique du tartre stibié sur des phthisiques atteints d'hémorrhagie pulmonaire, mais de plus les effets reconstituants de ce médicament qui avaient amené une véritable guérison temporaire des malades.

Enfin le tartre stibié a été encore recommandé comme un excitant des contractions utérines pendant le travail de la parturition, et aussi pendant la vacuité de la matrice lorsque des hémorrhagies ont lieu par la surface intérieure de ce viscère. Ce médicament ne peut remplir ces dernières indications qu'à titre de stimulant de la contractilité musculaire des vaisseaux sanguins, et il est probable que cette action sur la contractilité vasculaire entre pour une part importante dans ses vertus antiphlogistiques, puisque d'après les études histologiques modernes l'inflammation est réduite à un phénomène passif, à l'inertie des capillaires et à la désorganisation qui est la conséquence de leur engorgement.

PARALLÈLE ENTRE L'ARSENIC ET L'ANTIMOINE

Nous avons vu l'arsenic employé avec succès contre la fièvre paludéenne par Fowler, Slevogt, Plenciz, etc. ; plus tard abandonné et presque oublié, et enfin réhabilité par la médecine militaire française et replacé parmi les médicaments antipériodiques presqu'au même rang que la quinine.

En parcourant l'histoire de l'antimoine, nous le voyons aussi préconisé contre les fièvres d'accès. Le *bolus ad quartanans* des hôpitaux de Paris, la potion stibio-opiacée de Peysson, les idées thérapeutiques de Boucher, de Masdowal en font foi, et l'expérience contemporaine confirme les vertus antipériodique et antipyrétique de l'antimoine.

Enfin, nous trouvons la médication par le tartre stibié associée comme adjuvant dans le traitement des fièvres par la méthode du docteur Boudin à la médication arsenicale dont elle prépare, facilite et consolide le succès. Le traitement antipériodique de ce professeur est donc véritablement une variété de la médication arsénio-antimoniale. Nous ne nous arrêterons pas à l'objection qui pourrait être faite de l'emploi de l'ipécacuanha dans cette méthode thérapeutique. Le tartre stibié et l'ipécacuanha sont deux médicaments analogues, et d'ailleurs la formule du professeur Boudin et de ses disciples consiste en une association de ces deux émétiques.

L'antimoine, ou mieux le tartre stibié, est employé avec succès contre les dyspnées, contre le catarrhe, contre la phthisie ; il en est de même de l'arsenic, et ces diverses maladies sont encore plus favorablement influencées lorsque les antimoniaux et les arsenicaux sont donnés simultanément ou alternativement pendant un même traitement, ou s'ils sont remplacés par le sel dans lequel ils sont combinés, c'est-à-dire l'arséniate d'antimoine.

Le tartre stibié a été vanté contre l'arthrite rhumatismale par l'illustre Laennec, mais, depuis, la réputation de ce remède a baissé. Cependant M. le docteur Delioux de Savignac dit avoir répété l'expérimentation de Laennec et être arrivé à des résultats aussi favorables que ceux de ce célèbre médecin.

Le professeur Trousseau, qui, à plusieurs reprises, a changé d'avis au sujet de la médication antimoniale, en est revenu à l'employer contre la diathèse rhumatismale avec la conviction d'atténuer, d'éloigner et même de neutraliser ses manifestations.

L'arsenic est, lui aussi, de l'aveu d'un très-grand nombre de praticiens, un puissant remède contre l'arthritisme. Il ne possède pas l'action perturbatrice du tartre stibié qui commence par agir comme éméto-cathartique, action avantageuse qui, en ébranlant l'organisme par une secousse subite et violente, ébranle aussi la maladie et interrompt brusquement les élaborations pathologiques qui s'opéraient dans le sang et dans les tissus. L'action de l'arsenic ne se montre qu'en suivant l'allure prudente et modérée qu'on doit observer dans l'administration de ses doses physiologiques; elle arrive insensiblement, et elle exige pour produire ses effets une continuité plus ou moins longue, mais qui doit toujours se compter, au moins, par quelques mois.

Même chose pour le traitement de la chorée : l'émétique brusque la guérison, mais pour cela il faut qu'il atteigne presque les limites de l'intoxication, tandis que l'arsenic procède lentement, sans secousse, sans perturbation, et a même le temps d'agir comme médicament réparateur avant de faire sentir son influence sédative et régularisatrice sur l'innervation.

Le tartre stibié à doses fractionnées et continuées pendant plusieurs jours diminue la fréquence du pouls et facilite les mouvements respiratoires. Nous avons vu que cette action complexe et connexe était expliquée par une influence névrosthénique du médicament sur les capillaires artériels et pulmonaires. Une action identique est depuis longtemps reconnue à l'arsenic; sous son influence, l'action respiratoire prend un développement, une ampleur, et nous ajouterons une quiétude exceptionnelle. *Les poumons des arsenicophages fonctionnent comme des soufflets de forge*, est-il dit souvent dans les travaux de Tschudi et dans quelques autres écrits sur le même sujet. Mais la sédation respiratoire ne s'opère pas dans le poumon seul; pour que la respiration soit régulière, profonde et paisible, pour qu'elle résiste aux causes qui ordinairement provoquent l'essoufflement, il faut de plus et avant tout, que la circulation se fasse, elle aussi, avec ordre et régularité, qu'elle soit complète autant que possible, et que les systèmes nerveux et musculaire qui la mettent en jeu aient assez d'intégrité pour résister aux causes de perturbation et de fatigue qui peuvent se produire au dedans comme au dehors. L'arsenic est donc un médicament régulateur et sédatif de la respiration et de la circulation. Ses doses ne pouvant être élevées dans les proportions des doses du tartre stibié, on n'obtient pas avec lui ces diminutions de dix à douze pulsations par minute, qui sont un des effets ordinaires de ce dernier médicament à hautes doses fractionnées, mais on obtient, par son usage continu avec des quantités qui varient de 1 ou 2 milligrammes à 1 ou 2 centigrammes par jour, une réduction de deux à six pulsations par minute chez les sujets dont la circulation est physiologiquement ou pathologiquement exagérée en fréquence. Ce résultat, qui a moins d'apparence que celui obtenu par les doses rasoriennes du tartre stibié, est en revanche plus durable, et il peut devenir définitif lorsque la condition d'une longue continuité du médicament a été suffisamment observée.

L'arsenic, on le sait, est un des remèdes qui ont donné le plus de succès dans le traitement des maladies de la peau. La médication arsenicale entrait à elle seule pour plus des quatre cinquièmes dans les prescriptions de Biett et de ses disciples. Les formes sèches des dermopathies passaient pour celles qui se prêtaient le mieux à ses effets curatifs, et le psoriasis était son triomphe. Les antimoniaux qui à leurs débuts dans la matière médicale avaient été vantés contre les affections cutanées, étaient quelque peu délaissés et oubliés, lorsque leur étude comme anti-herpétiques fut reprise par quelques dermatologistes qui constatèrent leur efficacité particulière contre les formes humides, ordinairement réfractaires à la médication arsenicale, et, en général, contre celles de ces maladies que ne guérissait pas l'arsenic.

Les affections syphilitiques rebelles ont été, elles aussi, attaquées par l'arsenic et l'antimoine. On sait que les praticiens s'évertuent à chercher contre les accidents qui ont résisté aux spécifiques ordinaires, les agents les plus puissants de la matière médicale pour les employer à l'intérieur ou les appliquer comme topiques. Les combinaisons triples et quadruples d'iode, de mercure et d'arsenic, les caustiques les plus destructeurs, tout cela ne paraît pas trop énergique pour lutter contre ces manifestations syphilitiques qui sont quelquefois d'une opiniâtreté désespérante. L'antimoine, à l'état de sulfure et de sulfure arsénifère, comme on sait, était le médicament actif des tisanes de Feltz, de Vinache, du rob d'Arnoult et de la décoction lusitanienne. Dans ces préparations, l'arsenic et l'antimoine se trouvaient associés; mais depuis qu'elles sont tombées en désuétude, l'arsenic a souvent été employé seul et avec succès, et il a été reconnu que, même dans les cas où il n'exerçait pas une action antisyphilitique évidente, il contribuait toujours à apaiser, soit partiellement, soit complétement, les douleurs spéciales appelées ostéocopes. L'antimoine a été également employé isolément contre les syphilis consécutives avec des résultats aussi avantageux que ceux donnés par l'arsenic, et nous avons cité, dans le cours de ce travail, les succès obtenus par le docteur Wildebrand au moyen du tartre stibié. On s'est servi de l'arsenic, non avec un succès constant, mais avec une efficacité relative contre certaines hémorrhagies; les métrorrhagies, par exemple, les hémoptysies, les hématuries, l'albuminurie. Il en est de même du tartre stibié, avec lequel on obtient contre ces diverses hémorrhagies des effets aussi avantageux, mais aussi variables que ceux obtenus par l'usage des arsenicaux. C'est une similitude de propriété à constater et à ajouter à toutes les autres.

Les ophthalmologistes préconisent le tartre stibié à dose altérante ou plutôt à dose reconstituante contre quelques variétés d'ophthalmies d'origine diathésique, les ophthalmies scrofuleuses, entre autres, et même contre l'ophthalmie purulente et les ulcérations d'origine cachectique. Celles de nature rhumatismale doivent bien, elles aussi, être influencées par les antimoniaux. Enfin, avec les antimoniaux, et le tartre stibié avant tous les autres composés, on a réussi quelquefois à arrêter le développement d'une des affections les plus graves de l'œil, le glaucome hypertrophique. La dose est celle qui mérite le titre de reconstituante, depuis 2 milligrammes jusqu'à 1 centigramme par jour, et la condition de l'administration est un usage prolongé, la continuité. Sous l'influence de ce médicament ainsi administré, on constate l'accroissement de la nutrition, le retour des forces et de l'embonpoint, phénomènes qui marchent simultanément avec les modifications locales. C'est une action qui est en tout point analogue à celle de l'arsenic pris dans les mêmes conditions. Ces effets du tartre stibié à doses minimes ont été signalés par les ophthalmologistes anglais, Edwin-Chessire et Saint-Price. L'arsenic prend, lui aussi, comme l'antimoine, une place dans la thérapeutique ophthalmologique, et partage ses propriétés électives, reconstituantes, antiphlogistiques et antihypertrophiques. Mackensie loue ses bons effets contre certaines variétés d'ophthalmies, surtout celles qui s'accompagnent d'hémicranie, et il la recommande contre la choroïdite. Tout récemment, le docteur Caffe citait les travaux d'un ophtalmologiste anglais, le docteur Critchett, qui emploie soit l'arsenic seul, soit l'arsenic uni au fer, pour modifier l'état général des sujets affectés d'ophthalmies scrofuleuses. Les préparations mixtes que préfère le médecin anglais sont la solution de Fowler et le vin Chalybé unis ensemble dans la proportion de six gouttes pour une cuillerée. Le docteur Caffe dit avoir retiré d'aussi bons effets de l'arséniate de fer seul. L'arsenic et l'antimoine ont été employés extérieurement, et en collyres qui ne sont plus usités de nos jours, mais qui ont pu rendre des services que nous sommes peut-être trop disposés à méconnaître, aujourd'hui que l'azotate d'argent règne en topique souverain dans la matière médicale ophthalmologique.

L'antimoine et l'arsenic possèdent une action analogue contre les affections caractérisées par une perversion fonctionnelle de l'innervation, soit aiguë, soit chronique, telles que la chorée, l'éclampsie, le *delirium tremens*, l'hystérie, l'hystéro-épilepsie. Leur influence s'est même étendue quelquefois jusqu'à l'ataxie locomotrice, à l'épilepsie et au tétanos. Le plus souvent, elle échoue contre ces manifestations extrêmes, et jusqu'à présent, nous ne sommes en mesure de nous rendre compte ni de ses succès ni de ses échecs. Cette action de ces médicaments est *régularisatrice de l'innervation*. C'est, selon nous, le dernier mot de ce que peut nous apprendre l'observation clinique de leur influence sur notre organisme. La régularisation de l'innervation rend compte de toutes les régularisations fonctionnelles qui en sont la conséquence, et qui portent sur la nutrition, la calorification, la sanguification, la respiration et la circulation. On trouve que les médications arsenicale et antimoniale apportent la sédation dans ces deux derniers actes organiques; mais, en définitive, régularisation et sédation ne sont-elles pas même chose? Le trouble par excès n'est-il pas destiné à suppléer à l'insuffisance fonctionnelle radicale, à l'aide d'une répétition plus accélérée des mouvements par lesquels la fonction s'accomplit? La sédation qui paraît survenir quand l'ordre se rétablit n'est que le retour à l'état normal, c'est-à-dire la régularisation. Il est bien entendu que nous ne comprenons pas sous ce titre de régularisation, la sédation stupéfiante qui est l'effet de la digitale. Celle-ci n'est jamais physiologique, elle est toujours toxique; c'est une perturbation opposée à une autre perturbation, un moins opposé à un plus. Aussi cette influence thérapeutique dépressive, antivitale, hostile à l'organisme, ne peut être prolongée longtemps. C'est une médication qu'il faut se hâter de quitter, pour la reprendre, dès qu'elle a produit ses résultats immédiats, afin que ces résultats ne viennent pas à cesser par l'habitude, et afin que l'intoxication partielle ne devienne pas trop générale.

DES MALADIES DU COEUR.

Les maladies du cœur, qui ont été si minutieusement décrites dans les ouvrages spéciaux publiés dans la première moitié de ce siècle, ont été étudiées plutôt au point de vue de l'anatomie pathologique qu'au point de vue de la physiologie, de la pathologie et de la thérapeutique. On s'est âprement attaché à découvrir les plus minimes lésions organiques, et l'on s'est beaucoup moins occupé des perturbations fonctionnelles. Les détails ont fait délaisser les généralités, les altérations isolées ont fait oublier l'ensemble de la maladie.

Si la découverte d'une lésion telle qu'une ulcération, ou une plaque athéromateuse de quelques millimètres, ou un caillot du volume d'un pois, a une très-grande importance comme constatation anatomo-pathologique, cette importance est beaucoup moindre au point de vue clinique, d'abord parce que, pendant la vie, ces lésions échappent au diagnostic par le fait de leur localisation excessivement réduite, et que leurs signes spéciaux sont confondus dans l'ensemble symptomatique des affections cardiaques, puis parce que nos indications, qui ne peuvent atteindre que la généralité de la fonction, n'ont aucune prise sur ces manifestations pathologiques partielles. S'il est bien avéré et bien entendu que par nos agents hygiéniques et thérapeutiques, nous ne pouvons modifier que l'ensemble de l'appareil et de la fonction circulatoires, nous ne devrons nous occuper cliniquement que des perturbations pathologiques qui affectent cet appareil et cette fonction dans ce qu'ils ont de plus général, et, sous ce rapport, ne tenir compte des lésions locales que par la relation qu'elles ont avec les troubles généraux. Nous ne pouvons, à notre volonté, modifier l'état local d'une valvule, d'un orifice ou d'une cloison cardiaques; nous ne pouvons intervenir que par l'innervation et la nutrition de tout l'appareil; les lésions locales n'intéressent donc le médecin, sous le rapport thérapeutique, que dans la mesure de leur retentissement sur la totalité de la fonction.

Nous sommes heureux de pouvoir appuyer nos idées sur celles qui ont été émises par M. le professeur Monneret dans ses écrits. Le savant professeur, en traitant de la pathologie cardiaque, a annoncé une réaction qui était dans les esprits, et qui devait consister à placer l'étude des troubles fonctionnels et dynamiques de la circulation bien au-dessus d'une localisation étroite dont l'importance a été singulièrement exagérée. En même temps qu'on abusait de la localisation, on abusait aussi, et dans la même mesure, de l'étiologie phlegmasique. C'est maintenant à l'influence innervatrice, admise comme élément pathologique, qu'il faut rendre la valeur qui lui appartient. L'appareil circulatoire n'est pas un simple instrument de physique dans lequel domineraient les conditions mécaniques; c'est un appareil organique destiné à la circulation d'un liquide vivant, qui est sous la dépendance de la fonction primitive et mère de toutes les autres : l'innervation. C'est par une lésion d'innervation que doivent commencer toutes les maladies qui l'atteignent, de même que c'est par une modification de l'innervation que doivent se faire sentir les actions médicamenteuses qui 'influencent. Au-dessous du système nerveux vaso-moteur, vient, sous sa dépendance immédiate, le système musculaire du cœur et des vaisseaux : c'est l'élément moteur de l'appareil, et c'est celui qui, après l'élément nerveux, doit attirer au plus haut point notre attention, car c'est le système musculo-vasculaire qui fait circuler le sang, et c'est par lui que se font sentir les influences pathologiques comme les influences thérapeutiques. Les valvules cardiaques contiennent des muscles dont l'existence était déjà reconnue du temps de Sénac, et dont le rôle a été trop méconnu de nos jours; ils peuvent être affectés en dehors de toute lésion de l'endocarde, et leur affection peut être une névrose ou commencer par une névrose.

Les bruits hydrauliques sont dus, selon Savart, plus à la rapidité d'un courant liquide qu'à l'étroitesse du conduit par lequel il passe ; d'après le docteur Chauveau, ce n'est pas à cette étroitesse seule que sont dus les bruits circulatoires, c'est au passage du courant sanguin d'une partie étroite à une partie relativement plus large. Ces diverses interprétations ne sont qu'accessoires. Les diverses lésions valvulaires ont pour effet de rétrécir les orifices qui leur sont correspondants, et d'accélérer la vitesse du courant sanguin dans les points rétrécis. Le son entendu dans ces cas est un bruit intermittent, comme le courant auquel il se rapporte, et qui sera intense, aigu et élevé, si ce cours est rapide, ou bien grave, bas et sourd, si ce cours est lent et faible. Aussi, s'il faut tenir compte de la lésion qui fait vibrer le courant sanguin, il faut tout autant tenir compte de la puissance par laquelle le sang est mû, et qui peut varier de tous les degrés qui séparent l'extrême force de l'extrême faiblesse. En définitive, la plupart des maladies du cœur se résument en un obstacle au libre cours du sang d'une part, auquel est opposée d'autre part une action dynamique, anormale et proportionnelle du cœur, des artères et des capillaires, action destinée à neutraliser les obstacles.

Comme beaucoup d'autres auteurs, M. le professeur Monneret n'admet pas l'hypertrophie primitive et idiopathique ; selon lui, elle se développe toujours pour remédier aux difficultés d'un obstacle. Que ce soit ainsi que les choses se passent le plus souvent, cela est incontestable ; mais qu'il n'y ait pas d'hypertrophie cardiaque sans cette relation de cause à effet, c'est une théorie trop absolue, et qui est de temps en temps infirmée par des faits. L'hypertrophie peut exister sans trouble notable tant que le sang est dans ses conditions normales, tandis que tous ses symptômes pathologiques se montrent et s'exaspèrent dès que le sang est anémié. Nous ajouterons que pour que l'hypertrophie du cœur n'apporte pas de troubles notables dans la circulation, il faut non-seulement que le sang soit sain, mais il faut aussi que l'appareil vasculo-musculaire ait conservé son intégrité dynamique. Le traitement de l'hypertrophie et des obstacles à la circulation doit consister, suivant l'auteur que nous venons de citer, dans les moyens propres à favoriser, soutenir et stimuler l'accroissement matériel et dynamique de l'élément musculaire dans tout l'appareil circulatoire. La diète, les saignées, les paralysants du cœur parmi lesquels la digitale occupe le premier rang, affaiblissent le mouvement circulatoire et agissent dans le sens de la maladie, tandis qu'une alimentation substantielle, le vin et le café pour soutenir la force musculaire, le fer et le quinquina pour restaurer le sang, et enfin les divers reconstituants pour remplir l'une et l'autre indication, sont les remèdes les plus efficaces. Ces idées sont aussi celles du professeur Stokes.

Mais il est un médicament qui, mieux que tous ceux que nous venons d'énumérer, soutient, développe et stimule la force musculaire : c'est l'arsenic. L'arsenic est aussi un reconstituant de premier ordre. Dans les maladies du cœur, il se trouvera donc remplir la double indication qui consiste à soutenir le dynamisme musculaire de la circulation, et à restaurer le sang déjà appauvri ou qui tend à s'appauvrir. Nous placerons donc l'arsenic en tête des moyens à employer, et immédiatement après lui, l'antimoine, qui, dans la combinaison dite tartre stibié, est un de ses plus énergiques succédanés.

Nous n'avons pas la prétention, dans ce travail, de passer en revue toute la pathologie du cœur et toute la thérapeutique des affections cardiaques. Notre but est de chercher à démontrer : 1° la prééminence des éléments nerveux et musculaire de l'appareil circulatoire, soit dans l'état normal, soit dans l'état pathologique ; 2° l'influence régulatrice, corroborante et réparatrice de l'arsenic ou de l'antimoine à doses minimes sur l'innervation et la musculature cardiaques et vasculaires ; 3° enfin, d'étudier et de comparer l'action médicamenteuse de ces deux agents thérapeutiques, tant sur les affections du cœur et des vaisseaux, que sur certaines autres maladies qui paraissent être liées à ces dernières par une origine diathésique commune.

Le regrettable docteur Parchappe, auquel on doit d'intéressantes recherches sur la structure et les mouvements du cœur, admet lui aussi dans la circulation un élément dynamique et un élément mécanique. Le docteur Baron professe que les maladies du cœur existent pendant un certain temps à l'état dynamique avant que les modifications et altérations anatomiques aient pu se produire. Cet état dynamique est marqué par des palpitations qui ne peuvent être rapportées à aucune lésion appréciable, et qui sont accompagnées de douleurs vagues dans les muscles, les articulations et les viscères. Ces débuts des maladies du cœur, révélés par des palpitations sans qu'il y ait d'obstacle appréciable à la circulation, ont été également signalés par M. Littré. C'est ce qu'on appelle état nerveux du cœur, palpitations nerveuses, folie du cœur, etc. C'est un état dont on fait peu de cas, parce qu'on ne trouve en lui aucun de ces signes d'insuffisance de valvules ou de rétrécissement d'orifices sans lesquels il semble que le cœur ne puisse être malade ;

mais c'est un début qui, uniquement dynamique pendant une certaine période, peut aboutir aux lésions anatomiques les mieux caractérisées et les plus graves. C'est pendant cette période de début, qui n'est que la préface de la maladie complétement développée, que les médications ont le plus de chances d'exercer une action curative, laquelle devient impossible lorsque les altérations anatomo-pathologiques lui ont succédé. Mais en revanche, les guérisons obtenues à cette période sont contestées, parce que le diagnostic n'a pu préciser une altération quelconque affectant les diverses parties, ou les divers tissus du cœur ou des vaisseaux.

Dans toute maladie du cœur, il y a toujours soit primitivement, soit consécutivement, une période pathologique dans laquelle le sang, imparfaitement hématosé, est altéré et appauvri. Cette lésion du liquide sanguin, si elle est primitive, peut être la cause directe et immédiate de lésions cardiaques, telles que dilatations cavitaires dues au relâchement musculaire, et, par suite, insuffisance des orifices et des valvules; si elle est consécutive, elle n'en altère pas moins la fibre musculaire, qui ne reçoit par un sang mal élaboré qu'une réparation imparfaite et insuffisante. De sorte que les actes pathologiques tournent dans un cercle vicieux, dans lequel se répètent indéfiniment l'influence du cœur sur le sang et l'influence du sang sur le cœur, produisant de plus en plus l'appauvrissement du liquide nourricier, et l'affaiblissement de l'appareil destiné à son transport incessant dans tout l'organisme. C'est une pareille interprétation de la marche des affections cardiaques, qui a suggéré à plusieurs auteurs l'idée de conseiller les toniques et les reconstituants, pour s'opposer à la cachexie chloro-anémique par laquelle ces maladies menacent de se terminer.

Le docteur Scott Alison s'élève avec raison contre la routine par laquelle on prescrit aveuglément la digitale, qui stupéfie le cœur dans des cas où cet organe aurait besoin d'un surcroît de force et d'énergie pour résister à un amincissement de ses parois, à un ramollissement de son tissu, et pour surmonter un obstacle à la circulation quand il existe, ce qui a lieu le plus souvent. De plus, ajoute cet auteur, l'appauvrissement du sang, soit en globules rouges, soit en albumine, est lui-même une cause de dilatation cardiaque et vasculaire. Selon lui, le remède à cet état morbide consiste, non dans les stupéfiants et les paralysants spéciaux, mais dans la médication tonique et particulièrement dans la médication par le fer.

Le docteur Spender émet des vues semblables sur l'origine et la marche des hypertrophies cardiaques, et arrive à des conclusions analogues en faveur des reconstituants, et particulièrement des ferrugineux. Nous reconnaissons tous les avantages que peut donner la médication par le fer, mais ce médicament a souvent le tort d'être un reconstituant trop radical, et, par cette cause, de manquer le but qu'on se propose d'atteindre par lui, quand l'organisme est trop détérioré et la nutrition trop languissante; il a alors besoin d'adjuvants dont l'action ne doit pas être complétement analogue à la sienne. Les meilleurs adjuvants de cette catégorie sont l'arsenic et l'antimoine, qui restaurent le sang par la voie de la nutrition normale, sans que leur assimilation soit nécessaire, et qui possèdent une action élective sur le système musculaire en général, principalement sur celui du cœur et des vaisseaux. De plus, le fer est antipathique à certaines idiosyncrasies qui ne le tolèrent pas ou qui ne le tolèrent qu'imparfaitement, et à l'égard desquelles, par le fait de cette antipathie, il perd ses propriétés réparatrices; tandis que l'arsenic ou le tartre stibié à doses physiologiques (de 1 à 5 milligrammes) sont tolérées par toutes les constitutions et produisent plus lentement, mais plus sûrement que les préparations martiales, leurs effets reconstituants. Le docteur Begbie, qui a traité la question thérapeutique de l'arsenic avec une rare sagacité, considère l'hypertrophie et la dilatation du cœur et de la plupart des organes creux, comme un effet de l'appauvrissement du sang et du relâchement consécutif des tissus organiques. Telle est, selon cet auteur, l'origine des deux lésions connexes avec l'hypertrophie ou la dilatation cardiaques qui sont l'hypertrophie thyroïde et la proéminence oculaire. Le docteur Begbie insiste sur ce fait, que c'est dans les conditions de l'anémie ou de l'hydrémie que se trouvent les raisons d'être de l'hypertrophie et des palpitations cardiaques, ainsi que des hypertrophies thyroïde et oculaire. Ces affections proviennent d'une maladie du sang et des vaisseaux.

D'après M' Dowel, les rétrécissements des orifices cardiaques et les insuffisances valvulaires viennent, dans un grand nombre de cas, consécutivement à la dilatation des cavités du cœur. Dès que cette dilatation est portée à un certain degré, dès que la capacité des ventricules ou des oreillettes a dépassé les proportions normales, les valvules et les orifices se trouvent insuffisants et ne tardent pas à acquérir les déformations anatomiques qui concordent avec les anomalies de leur fonctionnement. M' Dowel en trouve la cause dans l'absence d'élasticité des parois cardiaques ou vasculaires, perte d'élasticité qui peut provenir d'un relâchement excessif comme d'une transformation calcaire ; d'une modification générale de la fibre musculaire, comme d'une lésion locale et circonscrite. Cette théorie du rôle que joue dans la circulation l'élément musculaire, est complétement admise par le docteur Marey, et elle ne pouvait être appuyée sur une autorité plus compétente. Ce savant pense que la contractilité vasculaire est la même que la contractilité musculaire. C'est une force par laquelle le système vasculaire peut s'accommoder aux tensions et aux pressions purement physiques et mécaniques. Toute congestion, même inflammatoire, est un phénomène passif de la circulation capillaire, au lieu d'être, comme on l'a cru jusqu'à présent, l'exagération d'un phénomène actif.

Ceci explique l'action antiphlogistique de l'antimoine dans un grand nombre de phlegmasies, et particulièrement dans les pneumonies, les pleurésies, et les péricardites, action qu'on supposait être hyposthénisante, c'est-à-dire l'inverse de ce qu'elle est réellement. C'est aussi une indication de l'emploi des préparations arsenicales dans des cas analogues, mais avec la restriction de la différence des doses qui doivent rester très-minimes pour l'arsenic, et qui ne peuvent acquérir leur capacité thérapeutique que dans un délai dont la longueur est proportionnée à l'exiguité de leur chiffre, tandis que le tartre stibié, étant donné d'emblée à doses beaucoup plus fortes qui peuvent être considérablement augmentées en raison de la tolérance, produit des effets beaucoup plus directs et plus immédiats. Cette théorie enfin est la base d'une thérapeutique naturelle, mais qui cependant a déjà fait ses preuves, et par laquelle, au lieu d'affaiblir le malade par les émissions sanguines, la diète, et les boissons dites délayantes, on ne craint pas d'aborder le traitement des phlegmasies et des pyrexies par les toniques et les excitants, le vin, le café, et même les alcooliques à hautes doses, sans préjudice d'une alimentation substantielle proportionnée à l'appétit des sujets. Nous avons lu récemment des observations d'hémorragies graves, guéries par l'administration du vin à hautes doses continuées jusqu'à l'ébriété. Tout le monde a lu et se rappelle aussi des observations d'hémorragies diverses (métrorrhagies, hémoptysies, hématémèses), traitées avec succès par le tartre stibié ou l'arsenic. C'est toujours le même résultat obtenu par divers agents : la contractilité vasculaire, résultat brusqué par les spiritueux à haute dose, et amené lentement et graduellement par les doses minimes d'antimoine et d'arsenic. Le choix entre ces moyens doit être subordonné aux circonstances. Veut-on frapper énergiquement et promptement un grand coup thérapeutique? C'est aux excitants qu'il faut avoir recours. A-t-on besoin d'une action prolongée et persistante? c'est aux antimoniaux et aux arsenicaux qu'il faut la demander.

Nous revenons à la part importante de l'élément musculaire dans les maladies de la circulation pour citer l'imposante opinion du professeur Virchow (1). Le célèbre professeur admet que la musculature vasculaire joue un rôle des plus importants dans ce qu'on appelle l'hyperhémie active. Après la contraction due à l'irritation, vient le relâchement qui, se transformant en altération permanente des tissus élastiques des vaisseaux, amène les ectasies, ou anévrismes et varices capillaires définitifs. L'éminent auteur dit qu'il faut combattre ce relâchement; mais comment, si ce n'est par les stimulants spéciaux de la fibre musculaire, par les médicaments qui donnent à cette partie de notre organisme la tonicité, la force, et la résistance? Or, dans la patrie même du médecin allemand, l'arsenic est employé traditionnellement comme un corroborant et un stimulant du système musculaire; de plus, il accroît la disposition à l'exercice et la résistance à la fatigue. C'est un médicament hygiénique avec lequel les habitants des contrées montagneuses se préparent à supporter le rude labeur de la marche ascendante, et ils lui reconnaissent la singulière propriété de faciliter la respiration et d'empêcher l'essoufflement. Il nous est facile de nous rendre compte de ces propriétés par la connaissance de son action régulatrice et tonique sur le dynamisme musculaire, tant du système de la vie organique, que du système de la vie de relation. Les modificateurs qui maintiennent, régularisent, ou réveillent la contractilité vasculaire, seront donc les remèdes préventifs ou curatifs des lésions signalées par le docteur Wirchow, et nous rangeons parmi ces remèdes l'arsenic, l'antimoine, le fer, la strychnine, et leurs analo-

____

(1) VIRCHOW, *la Pathologie cellulaire*. Paris, 1861.

gües. On sait quel rôle important ce même auteur a attribué à la thrombose et à l'embolie dans un grand nombre d'affections et particulièrement dans les périodes ultimes des maladies du cœur. Contre ces accidents pathologiques, il y a quelquefois indication d'un traitement à essayer. Or, en Angleterre, selon le docteur Richardson, on avait cru devoir se servir des préparations mercurielles, qui ont la réputation d'être antiplastiques, dans l'intention de dissoudre les concrétions sanguines fixées dans les vaisseaux. Mais en y réfléchissant un peu, on prévoit que les médicaments qui favorisent la dissolution de ces concrétions, favorisent aussi leur morcellement et la migration de leurs fragments, lesquels peuvent occasionner ailleurs de nouvelles embolies immédiatement mortelles. On a vu mourir, d'une manière soudaine et imprévue, des sujets soumis à ce traitement; aussi, le docteur Richardson conseille, au lieu des dissolvants, la médication par les toniques et les reconstituants (fer et quinquina) qui, d'après nous, devront être complétés par leurs auxiliaires les plus efficaces, l'arsenic et l'antimoine, lesquels étendront leur action réparatrice non-seulement au sang, mais, de plus, aux vaisseaux dont l'inertie ou la vitalité, dans les cas qui nous occupent, ne doivent pas être des conditions indifférentes.

L'interprétation que nous trouvons chez tant d'auteurs éminents sur le rôle de la musculature vasculaire, se rapproche beaucoup de la théorie de l'asystolie que professait le regrettable docteur Beau. Suivant lui, l'asystolie était la période anté-ultime des maladies du cœur. Ne devait-elle pas avoir sa part dans les embolies dont il vient d'être question? Une maladie qui est connexe avec l'hypertrophie aiguë et la dilatation du cœur, puisqu'elle en est à peu près toujours accompagnée, l'albuminurie, est des plus fécondes en thromboses et en embolies. La matière des phlegmasies hémorragiques des reins, et aussi l'albumine sécrétée pathologiquement par ces organes, sont transportées par le torrent circulatoire, et vont former des embolies et des ramollissements hémorragiques dans la rate, dans la rétine, dans les couches internes des parois du cœur, et dans d'autres organes. Le traitement des embolies, comme l'indique M. Richardson, par les toniques, et les reconstituants, doit trouver ici son application, et nous devons mentionner, à cette occasion, plusieurs observations d'albuminuries traitées avec un succès complet ou relatif par le tartre stibié à hautes doses. Au fait, l'albuminurie est une hémorrhagie, puisqu'elle consiste dans un excès d'élimination, par l'urine, d'un des éléments du sang; c'est une hématurie moins les globules rouges, et par conséquent une hémorragie larvée. La relation de l'hypertrophie cardiaque avec l'albuminurie, avait fait penser à Bright qu'elle était due à une influence pathologique du sang altéré sur le cœur et les vaisseaux. C'est encore la théorie de l'altération de la fibre musculaire par le sang appauvri; c'est la recommandation des reconstituants et des toniques pour le traitement. Une autre théorie plus mécanique est celle de Traube, adoptée par M. Aug. Ollivier, laquelle explique l'hypertrophie cardiaque par l'atrophie et l'imperméabilité relative des reins, conditions qui nécessiteraient une plus forte pression hydraulique de la part du cœur pour maintenir la circulation rénale artérielle. Mais l'érudit professeur Imbert-Gourbeyre, qui a constaté et signalé les lésions cardiaques dans l'albuminurie, n'a pas seulement observé l'hypertrophie du cœur, il a observé de plus des péricardites et des pleurésies dont l'origine phlegmasi-septique se démontre aisément par l'influence d'un sang altéré, tandis qu'elle s'expliquerait plus difficilement par la théorie plus mécanique de l'imperméabilité rénale. L'hésitation et le doute sont permis entre ces théories. Barclay considère comme une influence indéterminée la cause qui, dans le cours de l'albuminurie, atteint le cœur et produit son hypertrophie. Du reste, les maladies de la circulation et l'albuminurie s'influencent réciproquement et tournent dans un cercle vicieux; cette dernière affection coexiste avec les maladies du cœur dans le tiers des cas. Si l'albuminurie se complique généralement d'hypertrophie du cœur, toute lésion circulatoire grave et permanente, produit, à une certaine période, l'albuminurie, et le professeur Forget regarde comme un caractère des maladies du cœur la désalbumination du sang.

Les maladies du cœur ont, dans une certaine mesure, une relation avec l'apoplexie cérébrale. Georges Burrows, d'Édimbourg, qui a analysé un grand nombre de cas d'hémorragies cérébrales en vue de cette relation, a trouvé que sur 132 apoplectiques, il y avait 84 sujets atteints d'affections du cœur. Les altérations des parois artérielles, leur incrustation athéromateuse et, par suite, la perte de leur élasticité, leur friabilité et leur disposition à la rupture, sont les conditions de l'apoplexie, et elles se trouvent dans un grand nombre d'affections du centre circulatoire. Une relation analogue doit exister entre les altérations cardiaques et vasculaires et les divers ramollissements cérébraux qui sont presque toujours dus à des embolies artérielles ou capillaires dépendant de l'altération des parois vasculaires. La médication arsenicale sera encore indiquée contre ces tendances pathologiques, car on s'accorde à reconnaître à l'arsenic une action préventive contre l'apoplexie, soit en raison de propriétés anti-plastiques d'après le docteur Lamarre-Picquot, soit en raison de propriétés tout opposées, d'après notre distingué confrère le docteur Wahu, soit, enfin, en raison de propriétés anti-athéromateuses encore inexpliquées, d'après le docteur Hirtz. Notons le fait, tout empirique qu'il est, rappelons l'action tonique, corroborante et, par conséquent, conservatrice de la médication arsenicale sur l'élément musculaire des vaisseaux, et constatons que l'arsenic, qui est un remède contre les maladies des organes de la circulation, est, en même temps, un médicament préservatif contre une des conséquences de ces affections, l'apoplexie.

Lorsque les couches internes des parois cardiaques et vasculaires sont profondément altérées, elles deviennent le siége de concrétions granuleuses et fibrineuses dont les molécules se détachent et subissent une migration dans le courant circulatoire; elles produisent alors des embolies, des infarctus, et de véritables intoxications. Du cœur droit, ces concrétions se dirigent dans les poumons, du cœur gauche, dans le cerveau, le foie, la rate et les reins; il s'en suit des ramollissements cérébraux, des coagula vasculaires, ou des infarctus parenchymateux. Nous avons vu que, d'après le docteur Wirchow, les mêmes altérations, lorsqu'elles existent dans les reins, donnent lieu au transport de matières pathologiques analogues qui vont se fixer sur les parois internes du cœur et y déterminer aussi des foyers hémorragiques et d'autres lésions de même origine. Il y a donc réciprocité et similitude d'effets pathologiques entre le cœur et les reins, et c'est de celui de ces organes qui a été affecté primitivement que partent les accidents. Est-il possible de prévenir ces accidents avant leur apparition, de les atténuer ou de les guérir pendant qu'ils sont en voie de se produire? Si cette modification thérapeutique peut avoir lieu, ce seront encore les reconstituants et les toniques qui pourront l'obtenir. Maintenir le sang dans son état normal ou le restaurer s'il s'altère, c'est soutenir l'état régulier ou prévenir l'altération des divers tissus et des divers organes de l'économie animale. Mais il y a des indications spéciales pour l'emploi de l'antimoine et de l'arsenic. Outre les qualités communes aux reconstituants, l'arsenic a, suivant le professeur Robin, la propriété spéciale de retarder l'oxygénation des matières désassimilables et de ralentir la désassimilation, conditions sans lesquelles des molécules organiques ne peuvent être transportées comme des corps étrangers dans le courant sanguin. Quant à l'antimoine, le docteur Delioux de Savignac, en traitant de ses effets anti-phlogistiques, dit qu'on ne peut s'en rendre compte qu'en admettant en lui la propriété de neutraliser dans le sang les actes pathologiques de l'inflammation.

Bien que pour les altérations sanguines et vasculaires qui nous occupent il ne s'agisse pas d'actes simplement phlegmasiques, la phlogose y joue cependant un rôle considérable qui justifierait à lui seul l'intervention de la médication antimoniale, quand même cette médication n'aurait pas comme anti-septique une réputation méritée par de nombreux succès dans des cas d'affections septico-phlegmasiques générales ou locales.

Il est certaines maladies qui ont une liaison évidente avec les affections du cœur; tels sont le rhumatisme et les névroses. M. le professeur Bouillaud (1) a fait de la coïncidence de l'arthrite rhumatismale avec l'endocardite, une loi pathologique. Cependant Barclay dit que les antécédents de rhumatisme manquent dans la moitié des cas de lésions valvulaires. En général on ne retrouve ces antécédents que pour les maladies cardiaques qui datent de la jeunesse, tandis que pour celles qui datent d'une époque plus avancée de la vie (de la période qui suit 40 ans, par exemple), on ne retrouve presque plus l'origine rhumatismale. La relation qui unit les maladies du cœur et les névroses, n'est peut-être pas aussi généralement admise; il est cependant une névrose, la chorée, dont la liaison avec les affections cardiaques est reconnue par la plupart des pathologistes. Beghie regarde cette relation comme une loi pathologique qui serait de beaucoup plus constante que la loi de coïncidence du rhumatisme avec les maladies du cœur. Il est vrai que selon Kirkes, Watson, Food, Germain Sée (2) et plusieurs autres auteurs, la chorée est une manifestation de la diathèse rhumatismale. Toutes les fois qu'on

(1) BOUILLAUD, *Traité clinique des maladies de cœur.* Paris, 1841. — *Traité clinique du rhumatisme articulaire.* Paris, 1840.

(2) SÉE, de la Chorée (Mém. de l'Acad. de méd. Paris, 1850. T. XV, p. 873).

a pu étudier l'anatomie pathologique de la chorée aiguë, on a presque constamment trouvé des lésions inflammatoires des valvules cardiaques. Quand il y a relation, soit de coexistence, soit d'alternance entre la chorée et un rhumatisme articulaire aigu, il y a phlegmasie des valvules du cœur gauche. Le professeur Kirkes en conclut que la chorée ne doit pas être rattachée directement au rhumatisme, mais secondairement, et par l'intermédiaire de l'affection cardiaque. En résumé, l'affection arthritique serait cause première; l'altération du cœur effet secondaire; et, enfin, la chorée maladie corrélative. Les choréiques présentent presque tous un bruit de souffle vers la pointe du cœur.

Comment comprendre les rapports de l'endocardite et de la chorée? Par une sympathie spéciale entre le cœur et les centres nerveux? Par une altération du sang? Par une lésion d'innervation? Par l'unité et l'identité de la cause première? Autant de questions qui restent à résoudre.

Il est à remarquer que les médications arsenicale et antimoniale, les plus héroïques contre la chorée, cette névrose presque constamment liée à une affection cardiaque, sont aussi celles qui donnent les meilleurs résultats définitifs dans le traitement des maladies du cœur. L'efficacité de ces médications contre la chorée n'implique-t-elle pas leur indication contre les lésions de la circulation centrale, puisque ces lésions paraissent se rattacher à une même cause? Contre des maladies d'origine identique, il faut employer des traitements identiques aussi, mais en tenant compte des diverses conditions dans lesquelles la cause pathogénique développe ses effets. La mobilité des phénomènes pathologiques étant beaucoup plus grande dans le système nerveux que dans le système circulatoire, leur modification par les médicaments sera beaucoup plus prompte pour le premier, et se fera attendre bien plus longtemps quand il s'agira du second; dans le traitement à bref délai, les doses médicamenteuses pourront être portées à un degré beaucoup plus élevé; dans le traitement à long terme, elles devront être minimes, n'agir que par la continuité, et ne pas dépasser les limites d'une influence physiologique.

Il résulte de notre observation personnelle que le rhumatisme, les névroses et les névralgies, fournissent à peu près un égal contingent de maladies du cœur. Deux autres catégories de ces affections sont produites par les émotions morales et par les modifications séniles. Pour celles des affections du cœur qui sont d'origine rhumatismale, névrosique ou névralgique, l'indication des arsenicaux et des antimoniaux ne saurait être douteuse puisqu'ils sont les remèdes des maladies originelles. A ce point de vue, le doute pourrait exister au sujet de celles qui sont dues à des causes morales ou à des modifications séniles. Mais, en définitive, les émotions morales se réduisent à des perturbations nerveuses, et nous ne devons pas oublier qu'à doses physiologiques, l'arsenic et le tartre stibié sont des régulateurs de l'innervation, et que cette action régulatrice peut s'exercer contre des perturbations d'origine intellectuelle, comme sur celles d'origine physique. Nous avons remarqué deux observations de névroses causées par des chagrins, et guéries par le docteur Puttaert, à l'aide de la médication arsenicale. Quant aux altérations séniles, qui, le plus souvent, consistent en dégénérescence graisseuse ou en dégénérescence athéromateuse, elles sont encore favorablement modifiées par l'arsenic dont l'influence maintient, dans les limites du possible, l'intégrité organique et dynamique de la fibre musculaire des systèmes circulatoire, respiratoire et locomoteur. Les modifications séniles du cœur et des artères ne sont pas, à proprement parler, des maladies ; ce sont des altérations amenées par l'âge, et qui, par conséquent, sont rarement susceptibles de guérison ou même d'amélioration. Mais, pour les prévenir, les retarder ou les atténuer, nous ne voyons aucune médication préférable à la médication arsenicale, en raison de l'influence bien connue que nous venons de citer. Du reste, la plupart des sujets atteints de ces lésions séniles, les portent sans s'en douter, ce qui prouve qu'elles sont compatibles avec un état de santé relativement satisfaisant. Le docteur Lyons assure que presque tous les vieillards ayant dépassé soixante ans, présentent des intermittences et du ralentissement dans les pulsations cardiaques, et il rattache cet effet à l'affaiblissement musculaire du cœur, et à sa dégénérescence graisseuse. Un signe corrélatif de cet état du centre circulatoire est l'arc sénile autour de la cornée. Il faut à ces sujets des reconstituants, des toniques et des stimulants. Leur donner de la digitale serait un contre-sens thérapeutique ; c'est par le fer, le quinquina, les vins généreux et le café qu'il faut les traiter, et aider chez eux les toniques généraux par l'action névrosthénique spéciale des arsenicaux et des antimoniaux.

Ce phénomène des intermittences dans les battements du cœur, se présente aussi quelquefois chez de jeunes sujets sous l'influence d'excès alcooliques ou d'habitudes d'intempérance. Le docteur Lyons admet que, pour eux aussi, il s'agit d'un commencement de dégénérescence graisseuse dont l'établissement n'est pas définitif, et qui est susceptible de guérison ; aussi voit-on cesser les intermittences du pouls par le seul fait d'un retour à un régime régulier. Si cette simple modification hygiénique ne suffisait pas, on pourrait avoir recours avec succès au tartre stibié à doses minimes, médicament qui réussit d'une manière toute spéciale contre les troubles d'innervation consécutifs aux excès alcooliques. La dégénérescence graisseuse du cœur, signalée la première fois, en 1772, par Macbride, est ordinairement accompagnée de lésions de même nature dans les centres nerveux. Quand elle est une altération pathologique, et non une altération purement sénile, elle est compliquée de stéatose du foie et d'autres organes parenchymateux. Il est curieux d'observer que la stéatose artificielle du foie est obtenue, chez les animaux de basse-cour, par l'alimentation forcée et les antimoniaux à haute dose. Ce fait prouve les différences d'action des médicaments, selon les différences des doses. La même substance, suivant qu'elle est administrée en petites ou en grandes quantités, peut produire des effets diamétralement opposés.

Une autre lésion, qu'il ne faudrait pas confondre, malgré une certaine analogie de mots, avec celle dont nous venons de parler, serait la surcharge graisseuse du cœur qui, d'après Kennedy, est due, le plus souvent, à l'usage ou à l'abus du tabac. La surcharge graisseuse ne donnerait que très-rarement lieu à des bruits anormaux, mais elle produirait souvent des anomalies de rhythme. Cette affection n'est pas la seule qui ait été mise sur le compte du tabac. Le docteur Beau, et plusieurs autres auteurs, l'ont aussi accusé de produire chez les fumeurs un certain degré d'angine de poitrine, et d'amener dans l'innervation du cœur une perturbation qui se traduit par de l'affaiblissement, des intermittences et des irrégularités des pulsations. Cette perturbation est due à l'influence stupéfiante commune au tabac et aux autres plantes de la famille des solanées. L'abus des alcooliques la produit aussi lorsqu'on dépasse la proportion à laquelle ils sont excitants, et qu'on arrive à la proportion à laquelle ils sont stupéfiants. Mais cette faiblesse, ces intermittences et ces irrégularités qu'on observe dans les pulsations, et qu'on attribue à la surcharge graisseuse du cœur, sont des signes identiques à ceux qu'on constate dans la stéatose ou dégénérescence graisseuse, ce qui ferait supposer qu'il n'existe pas une différence bien tranchée entre des affections qui ont une si grande analogie de symptômes.

L'indication à remplir, dans ce cas, consiste encore à exercer une influence générale reconstituante sur l'organisme entier, et une action élective névrosthénique et myosthénique sur l'organe, ou le système d'organes qui est spécialement affecté. Ce ne serait pas avec la digitale qu'on atteindrait ce but; au contraire, ce médicament ne ferait qu'ajouter la stupéfaction qui lui est propre à celle qui existerait déjà. On l'atteindra avec les médicaments arsenicaux dont l'action, soit générale, soit élective, est régulatrice et sédative, réparatrice et reconstituante. Nous avons constaté souvent chez les fumeurs la cessation des irrégularités et des intermittences des pulsations dès la première semaine de l'usage d'un sel arsenical ou antimonio-arsenical.

Nous venons de parler de la digitale, terminons ce que nous avons à en dire en rappelant que les plus récents travaux sur ce médicament tendent à lui donner le simple rôle d'un anti-pyrétique. Administrée pendant le rhumatisme aigu, la fièvre typhoïde, la pneumonie, etc., elle apaise le mouvement fébrile sans influencer la terminaison de la maladie, sans prévenir ses récidives, s'il est dans son caractère d'en avoir, sans même conserver sa vertu dépressive au delà de quelques jours. Que la maladie persiste ou qu'il survienne des rechutes, et la digitale est impuissante. N'est-il pas opportun de rappeler, en face de la pauvreté de cet expédient qui ne s'adresse qu'à un symptôme, que nous possédons, dans le tartre stibié, un anti-phlogistique supérieur à la digitale; dans l'arsenic, un anti-pyrétique dont l'action ne s'use pas par les récidives, et dans l'association ou la combinaison de ces deux médicaments, un sédatif réparateur dont les services ne sont pas achetés par la stupéfaction et la perturbation des fonctions de l'organisme?

APPLICATION DES MÉDICATIONS ARSÉNICALE
ET ARSÉNIO-ANTIMONIALE

AUX MALADIES DU CŒUR.

En 1853, ayant à traiter une malade atteinte de palpitations du cœur, nous la mîmes à l'usage d'une solution arsenicale qu'elle dut prendre à doses progressives. Après six mois de traitement, cette malade était parfaitement guérie, et depuis ce temps, c'est-à-dire depuis quatorze ans, cette guérison ne s'est pas démentie. Il s'agissait, il est vrai, de palpitations qui n'étaient accompagnées d'aucun bruit anormal et qui, par conséquent, ne dépendaient pas d'une lésion des valvules ou des orifices cardiaques, mais il y avait augmentation dans l'intensité et l'étendue des mouvements du cœur, il se produisait des battements précipités et irréguliers sous l'influence du moindre exercice ou de la moindre émotion, et enfin les signes perçus à la percussion et à l'auscultation, aussi bien que les symptômes généraux, étaient ceux d'une hypertrophie active du cœur.

Nous savons tout ce qu'a de contestable en pathologie cardiaque un diagnostic qui n'est pas basé sur l'existence de bruits anormaux, aussi nous sommes disposé à faire sur ce point toutes les concessions possibles et à réduire, s'il le faut, l'affection dont il s'agit à un état nerveux, à des palpitations nerveuses, à une névrose du cœur, toutes dénominations qui n'apportent aucune lumière dans la connaissance du mal, mais qui jettent le diagnostic dans le vague et l'indéterminé en désignant ainsi, faute de pouvoir faire mieux, un état pathologique qu'on ne peut rigoureusement définir. Mais l'affection de notre malade durait depuis plus de six ans et s'aggravait d'année en année, elle ne pouvait être attribuée à un état chlorotique, car Mme X ne présentait aucun signe d'appauvrissement du sang. Est-il admissible de la rapporter uniquement à un trouble nerveux, à une *folie du cœur*, selon l'expression du professeur Bouillaud, lesquels ne sont ordinairement que des dérangements passagers alternant avec des retours complets à l'état normal? Une lésion fonctionnelle permanente qui persiste et s'accroît pendant six ans peut-elle être absolument indépendante d'une lésion organique quelconque? Nous ne prétendons rien affirmer, rien poser comme chose indiscutable, nous nous bornons à signaler le fait d'une affection du cœur datant de plus de six ans, interprétée par nous comme une hypertrophie gauche et guérie par la médication arsenicale.

Nous pensions, de bonne foi, avoir découvert une nouvelle médication à opposer aux maladies du cœur lorsque, à quelque temps de là, nous lûmes dans un journal de médecine que l'arsenic avait été essayé par quelques médecins allemands contre ces mêmes affections. Plus tard, nous lûmes aussi que M. Teissier (de Lyon) avait proposé les préparations arsenicales contre les maladies cardiaques; mais ces essais et ces propositions d'un remède dont l'expérimentation n'a pas été poursuivie, n'étaient que des précédents douteux, que des idées émises et abandonnées presque immédiatement après. La véritable priorité de l'application de la médication arsenicale aux affections cardiaques nous paraît appartenir, du moins pour ce qui est de la médecine française, aux docteurs Garin (de Lyon) et Debout, directeur du *Bulletin de Thérapeutique;* il s'agissait, il est vrai, de maladies à lésions indéterminées, mais il y eut guérison, et en faveur de ce résultat on peut passer sur l'imperfection de détails du diagnostic.

Quoi qu'il en soit, le succès de notre premier essai de la médication arsenicale comparé à l'insuccès constant que nous avions éprouvé pendant une pratique de quinze années avec les préparations de digitale, fit sur notre esprit une impression profonde, et nous résolûmes de contrôler ce premier fait par des expérimentations multipliées. Nous rencontrâmes un sujet de cinquante-cinq à soixante ans du sexe féminin, ayant eu des rhumatismes et des névralgies, et présentant dans l'organe de la circulation centrale un trouble fonctionnel consistant en un dédoublement et une intermittence des bruits normaux accompagnés de claquement valvulaire sec et parcheminé; il n'y avait point de signes d'hypertrophie ni de dilatation, la lésion paraissait se réduire à une induration des valvules et des orifices et probablement aussi d'une partie de l'aorte.

Cette malade était atteinte de son affection depuis une douzaine d'années environ, elle avait pris de la digitale à plusieurs reprises et pendant longtemps avec un résultat médiocre au début et nul plus tard. La préparation arsenicale qui fut donnée à cette femme fut l'acide arsénieux, en partie en dissolution, en partie en suspension dans de l'eau ordinaire et à la dose de 2 milligrammes environ par jour. Sous l'influence de ce médicament, la circulation centrale se régularisa, la gêne de la respiration et les autres symptômes concomitants diminuèrent au point de paraître presque nuls pour la malade, qui se déclarait guérie bien qu'elle présentât toujours les signes stéthoscopiques d'une induration valvulaire. Cet état d'amélioration qui paraissait être une guérison véritable se maintint peudant plusieurs années, jusqu'à la mort de Mme R., qui succomba aux suites d'une plaie de l'abdomen.

Peu de temps après le début du traitement arsenical chez la malade précédente, nous eûmes occasion de l'expérimenter de nouveau sur un jeune homme de vingt-deux à vingt-cinq ans, portant les signes d'une induration et d'un rétrécissement de l'orifice aortique, accompagnés d'une dilatation hypertrophique des cavités gauches (bruit de souffle en jet de vapeur, battements sonores, intenses et étendus, pouls faible et dépressible, etc.). Ce malade était affaibli, il éprouvait de l'essoufflement par le fait du moindre exercice, et il avait été obligé d'abandonner temporairement les travaux de sa profession. La médication arsenicale releva ses forces et diminua sa dyspnée dans une mesure suffisante pour qu'il pût reprendre ses occupations, après quelques semaines ou un mois au plus de traitement. Cependant la différence en mieux que ressentait ce sujet ne s'accompagnait pas d'un changement équivalent dans les signes fournis par l'auscultation ; il se croyait guéri, mais il portait toujours son bruit de souffle. Il prit, suspendit et reprit la médication arsenicale avec des intervalles plus ou moins longs pendant l'espace de deux à trois ans, se trouvant toujours de mieux en mieux, bien qu'il eût été condamné à une fin prochaine par la plupart des médecins qui l'avaient ausculté.

Nous venons de revoir ce sujet après un intervalle de huit ans ; nous nous attendions à retrouver considérablement accrus le bruit anormal et la dilatation que nous avions constatés autrefois ; notre appréhension ne s'est pas réalisée ; c'est le contraire que nous avons eu la satisfaction de trouver : le cœur est considérablement réduit de volume, et le bruit de souffle a complétement disparu. Nous croyons pouvoir citer ce fait comme un exemple de la curabilité de quelques cas de maladies cardiaques, même lorsqu'il existe des signes de lésion organique, et nous n'hésitons pas à faire honneur de cette guérison à la médication arsenicale, qui avait été suivie, avec des intervalles de suspension et de reprise, pendant trois ans environ.

Un autre malade ayant des antécédents de rhumatisme et de névralgie, présentait les signes d'une hypertrophie gauche et d'un obstacle à l'orifice aortique. Cette affection lui avait fait changer plusieurs fois de profession, dans l'espoir d'en trouver une dont son état maladif pourrait s'accommoder ; mais, en définitive, il avait été obligé à renoncer à tout travail. La digitale sous diverses préparations, les antispasmodiques, les narcotiques, avaient été employés sans succès. Nous prescrivîmes à ce sujet les solutions de Pearson et de Fowler à doses progressives. Dès les premières semaines il éprouva une amélioration qui lui donna confiance dans la médication qu'il eut la persévérance de continuer pendant deux ans. Après ce long traitement, on pouvait constater la disparition complète d'un bruit de souffle qui paraissait se produire à l'orifice aortique ; les battements tumultueux avaient également cessé ; mais il restait encore dans le mouvements du cœur une extension et une intensité qui n'étaient pas normales. Cependant le malade se trouvait guéri ; il reprit de l'occupation, et cette fois il choisit, mal à propos, un travail qui exigeait un assez grand déploiement de force musculaire, et auquel il dut renoncer plus tard. Cependant nous pûmes nous assurer que ce travail trop rude n'avait pas détruit les bons résultats du traitement arsenical, et que la sédation qui avait été apportée dans la circulation centrale s'était maintenue. Cet homme ayant changé de résidence fut perdu de vue par nous pendant près de onze ans ; nous savions néanmoins qu'il avait passé par les épreuves d'une fièvre paludéenne et de ses nombreuses récidives, et d'hémoptysies et de toux qui avaient fait pronostiquer la tuberculisation pulmonaire. Nous avons revu récemment ce malade à l'occasion d'un catarrhe bronchique, et nous avons pu constater que depuis nos précédentes auscultations, il avait acquis un certain degré d'emphysème pulmonaire ; mais nous n'avons retrouvé ni hypertrophie cardiaque ni bruit anormal, ce qui nous a fait admettre la guérison définitive de l'affection dont le cœur était le siège, bien qu'elle fût accompagnée de signes de lésions organiques.

Nous passerons sous silence un grand nombre d'autres maladies analogues aux précédentes, et dont l'histoire, de même que la relation de celles que nous venons de citer sommairement, serait très-incomplète; nous étions alors dans une période d'incertitude et de tâtonnements, et nous ne prenions pas d'observations détaillées.

La médication arsenicale nous avait donné des succès sur lesquels nous n'aurions pas osé compter; mais l'usage de solutions à prendre par gouttes dont le nombre devait varier chaque jour pour suivre des progressions descendantes ou ascendantes, nous parut avoir de grands inconvénients; des erreurs étaient souvent commises, et bien que les mesures prises pour diriger le traitement les rendissent inoffensives, elles n'en avaient pas moins la possibilité de devenir dangereuses en se reproduisant dans des conditions différentes. Pour prévenir ces inconvénients, nous adoptâmes une dose régulière et invariable que nous fixâmes à 2 milligrammes par jour.

D'un autre côté, le traitement arsenical devait être continué pendant plusieurs mois et même pendant plusieurs années. Or, d'après les idées qui régnaient alors, une accumulation lente et latente de l'arsenic pouvait s'opérer dans l'organisme, et déterminer plus tard une intoxication irrémédiable. Il y avait donc opportunité de suspendre périodiquement ce remède héroïque, mais redoutable, qui par le seul fait de la continuité, même à doses minimes, pouvait se changer en poison. Nous faisions, en conséquence, suspendre et reprendre alternativement la médication, et ces intervalles de repos la réduisaient à la moitié du temps; mais nous voulûmes employer utilement ce temps qui nous paraissait perdu, et, dans ce but, nous fîmes prendre pendant ces intervalles une préparation antimoniale. Après quelques mois nous adoptâmes le tartre stibié, que nous avions déjà employé avec quelque succès contre des affections du cœur, de 1846 à 1849, pendant notre séjour au Brésil, où ces maladies sont beaucoup plus communes que dans nos climats tempérés. Nous crûmes reconnaître que la médication antimoniale complétait la médication arsenicale, et que cette addition rendait le traitement moins long et plus sûr. Nous en vînmes bientôt à donner l'arsenic et le tartre stibié simultanément et d'une manière continue, et dans le cours de cette expérimentation, nous constatâmes que, depuis les doses de 2 milligrammes jusqu'à celle de 1 et 2 centigrammes, c'était la préparation antimoniale qui donnait le plus souvent lieu à des accidents d'intolérance, tels que nausées, coliques, crampes et vomissements. Enfin, de l'association nous passâmes à une combinaison ; l'arséniate d'antimoine fut créé d'après nos indications, et c'est ce sel, préparé en granules de 1/2 milligramme, qui est devenu notre médicament usuel contre les maladies du cœur caractérisées par les palpitations, la dilatation et l'hypertrophie. Nous donnons ordinairement ce sel à la dose de 2 milligrammes par jour, soit 4 granules, dont 2 le matin et 2 le soir.

Avant d'aller plus loin, nous croyons devoir revenir sur l'hypothèse dont nous venons de parler, laquelle admet l'accumulation lente et latente de l'arsenic dans l'économie animale, et, par suite la possibilité d'une intoxication subite et imprévue pendant le cours d'une médication commencée depuis longtemps, bien qu'à doses minimes. Nous devons dire que, si nous avons pu être influencé par ces idées il y a quinze ans, une longue pratique de la médication arsenicale nous a fait perdre depuis longtemps toute appréhension à cet égard. Nous n'avons jamais observé, chez les nombreux malades que nous avons soumis au traitement arsenical à doses que nous appelons physiologiques, aucun signe d'intoxication, même après une, deux, trois et quatre années d'un usage presque continu. Nous prenons nous-même à peu près constamment, depuis plus de six ans, une dose quotidienne de quatre granules d'arséniate d'antimoine, et nous n'avons éprouvé, par le fait de cette médication, que des effets bienfaisants, c'est-à-dire un accroissement de force et de santé. Du reste, cette idée d'une accumulation toxique est à peu près abandonnée aujourd'hui, et nous avons mentionné, dans le cours de cet ouvrage, les expériences toxicologiques par lesquelles on a pu vérifier que l'élimination arsenicale se faisait dans l'espace de trente-cinq jours au plus. Encore faut-il noter que ces expériences ont porté sur des doses toxiques, tandis que pour les doses thérapeutiques, surtout celles qui se comptent par fractions de centigramme, l'élimination ne peut être en retard sur l'absorption.

Nos premières expérimentations, qui s'arrêtent en 1856, comprennent une série de vingt cas d'affections du cœur qui furent soumis, soit à la médication arsenicale seule, soit aux médications arsenicale et antimoniale combinées. Sur ces vingt cas, quatre seulement furent réfractaires, et de ces quatre il s'en trouvait deux qui offraient les signes d'une insuffisance aortique irrémédiable. Les seize autres guérirent ou obtinrent une amélioration voisine de la guérison; ces guérisons ou améliorations acquises pendant un traitement de six mois à deux ans, se sont maintenus jusqu'à présent, c'est-à-dire depuis près de quatorze ans.

De ces vingt sujets, il y en avait au moins la moitié qui avaient usé des préparations de digitale, lesquelles avaient procuré quelquefois un soulagement temporaire, mais très-peu durable, et étaient devenues en définitive tout à fait inefficaces. Aussi presque tous ces malades en étaient venus à renoncer à ce médicament, d'abord parce qu'il ne leur donnait pas une amélioration satisfaisante, et ensuite parce qu'il leur causait des troubles gastriques ou cérébraux.

Loin d'éprouver aucun accident toxique en suivant la médication arsenicale ou arsénio-antimoniale nos malades ressentirent un bien-être général. Chez la plupart d'entre eux l'appétit s'accrut, l'embonpoint et les forces suivirent la même marche que l'appétit, et il arriva dans plusieurs cas que ceux qui étaient, antérieurement et de longue date, affectés de douleurs névralgiques ou rhumastimales les virent disparaître sous l'influence d'un traitement qui n'était pas dirigé contre elles.

A partir de 1856, nous avons constamment employé la médication arsénio-antimoniale sur un nombre considérable de malades, que nous pouvons évaluer approximativement à plus de mille. Nous nous en sommes servi non-seulement contre les affections du cœur, mais aussi contre les affections chroniques du poumon, telles que les dyspnées, l'emphysème, le catarrhe, la tuberculisation, contre les rhumatismes articulaire et musculaire, contre les dyspepsies et les gastralgies, contre l'anémie et la chlorose, contre la fièvre typhoïde, contre l'ictère aigu et chronique, contre les névralgies et névroses, contre les états cachectiques, et toutes les fois enfin que, indépendamment d'une action élective ou spéciale, il y avait à exercer sur tout l'organisme en général une influence reconstituante

et réparatrice. Nous devons ajouter que le plus souvent la médication arsénio-antimoniale n'a point trompé notre attente, et qu'elle
s'est montrée efficace dans les huit dixièmes des cas.

Le docteur Massart, qui a minutieusement calculé le rôle et l'importance que peuvent avoir dans les composés arsenicaux les substances combinées avec l'arsenic, regarde comme nulle la virtualité
de la soude, de la potasse, de l'ammoniaque, de la magnésie, etc.,
dans les arséniates ou arsénites alcalins, celle du soufre dans les
arsénio-sulfures, celle du fer et de la quinine dans les arséniates
ferreux et quinique. Il ne fait d'exception que pour l'iodure d'arsenic, dans lequel l'iode entre pour plus des quatre cinquièmes, et qui
se prescrit à la dose de 1 à 2 centigrammes; or l'iode manifestant
son action thérapeutique à la dose de 1 centigramme, il s'ensuit
qu'il a une part évidente dans l'influence complexe qu'exerce le
composé iodo-arsenical.

Nous pouvons en dire autant de l'arséniate d'antimoine. La préparation antimoniale le plus dynamisée, le tartre stibié, produit
ses effets altérants à la dose de 1 à 5 milligrammes. C'est à cette
dose que l'ont employé les praticiens, encore peu nombreux, qui
ont reconnu et utilisé ses propriétés reconstituantes. Nous pouvons
admettre, sans être taxé d'exagération, que l'antimoine combiné à
l'acide arsénique doit être dynamisé à un plus haut degré encore que
dans sa combinaison avec l'acide tartrique et la potasse, mais ne le
fût-il qu'à un degré égal, il remplirait encore un rôle important,
quoique secondaire, dans l'arséniate d'antimoine, dont la dose ordinaire est de 2 à 4 milligrammes. L'arséniate d'antimoine n'est donc
pas un médicament simplement arsenical, et il ne pourrait pas être
indifférent d'employer à sa place soit l'acide arsénieux, soit les arséniates alcalins.

L'arsenic et l'antimoine qui, à hautes doses, sont des toxiques,
deviennent, à doses minimes et abstraction faite de leurs propriétés
spéciales et électives, des reconstituants. C'est un exemple de la
loi formulée par notre illustre physiologiste Claude Bernard, et appliquée avec une parfaite sagacité par le docteur Delioux de Savignac à l'interprétation des effets de ces deux agents tour à tour
thérapeutiques et toxiques: *Toute substance qui à haute dose éteint
les propriétés d'un élément organique, à petite dose les excite.*

L'action reconstituante et névrosthénique de l'arsenic a été dé-

montrée par nos savants confrères les docteurs Isnard et Wahu,
dans leurs intéressantes monographies de la médication arsenicale,
et elle est admise aujourd'hui par les thérapeutistes les plus auto-
risés. Les propriétés analogues de l'antimoine sont beaucoup moins
connues et très-rarement utilisées, mais enfin elles existent et elles
ont été constatées dans des cas très-divers et par des praticiens
d'élite en Allemagne, en Angleterre, en France et en d'autres pays.
Mais ce ne sont point ces propriétés qui sont en cause à propos des
maladies du cœur; ce sont les influences électives de l'antimoine et
de l'arsenic sur la circulation, influences qui avaient été admises
et reconnues avant nous et par d'autres que nous, mais seulement
dans des cas isolés, recrutés par le hasard plutôt que par une idée
préconçue, sans suite et sans liaison entre eux, et par conséquent
dépourvus de l'autorité que donne aux faits l'observation guidée par
une vue généralisatrice.

Nous croyons avoir établi par l'étude historique de l'arsenic que ce
médicament était employé avec succès, soit en vertu de la tradition,
soit en vertu des expérimentations récentes, contre toutes les maladies qui de près ou de loin, directement ou indirectement, sont liées
aux affections du cœur: rhumatisme, névralgie, névroses, anémie,
affaiblissement et dégénérescence musculaire et vasculaire, troubles d'innervation et de nutrition, diathèses, cachexies, etc., etc.

En passant de cette étude historique à celle de l'antimoine, nous
trouvons dans cet agent thérapeutique un succédané de l'arsenic
employé, non à ce titre mais en raison de propriétés qu'on lui a
crues propres, pour remplir toutes ou presque toutes les indications
de la médication arsenicale. Une telle similitude nous a paru ne
pas devoir être une chose indifférente, il nous a semblé qu'il y avait
là une coïncidence thérapeutique importante et qu'il était logique
de conclure, tout en réservant la confirmation ou l'infirmation
expérimentale, que de l'association ou de la combinaison de deux
médicaments qui exerçaient sur la circulation une influence régulatrice et sédative, réparatrice et reconstituante, il devait résulter
un remède approprié à la guérison ou au soulagement des maladies caractérisées par les troubles et les irrégularités de cette fonction, sa perversion ou son affaiblissement. Enfin, l'arsenic et
l'antimoine étant efficaces, dans la mesure de notre puissance mé-
dicatrice, contre les maladies liées par une parenté quelconque avec

les affections du cœur, nous avons cru voir dans cette concordance une garantie de l'efficacité de leur association ou de leur combinaison contre ces dernières affections elles-mêmes. Tout cela n'est que de la théorie, mais, comme nous l'avons dit, nous avons réservé l'épreuve de l'expérience pratique, et nous avons trouvé que cette épreuve a donné raison à la théorie. Ce sera à nos lecteurs à juger si nous avons bien vu ou si nous nous sommes fait illusion.

Dans l'état actuel de nos connaissances, l'interprétation de l'influence thérapeutique de l'arsenic et de l'antimoine ne peut être déduite que de l'expérimentation, c'est-à-dire qu'elle ne peut être qu'empirique. En effet, aucune notion ni d'anatomie, ni de physiologie, ni de chimie, ni de physique ne peut rien nous apprendre sur l'action médicamenteuse de ces substances en contact avec l'organisme humain ; il faut donc avoir recours à l'observation clinique : aussi ce sera par des faits cliniques que nous terminerons ce travail.

M. P., âgé de cinquante-cinq ans, était, nous écrivait-il, de constitution bilieuse-sanguine et de caractère très-impressionnable. ses père et mère, l'un avait été goutteux et l'autre anévrismatique. Il avait mené une vie active, et s'était soumis à de fréquentes émissions sanguines pour combattre de prétendues congestions cérébrales et pulmonaires qui se manifestaient surtout depuis la suppression d'un flux hémorroïdal très-ancien. Dès 1851, M. P. se sentit atteint de palpitations et d'oppressions qui variaient suivant la nature ou le degré de l'exercice auquel il se livrait. Le professeur B...., consulté sur cette affection, crut reconnaître avant tout un état chloro-anémique, et prescrivit le fer, le vin de Bordeaux, une alimentation substantielle, et les exercices du corps. La maladie s'aggrava pendant l'application de ce traitement et de ce régime, et le malade se crut dans la nécessité de le modifier, de n'en user qu'avec une extrême circonspection et, plus tard, d'y renoncer. En 1854, à la suite de plusieurs refroidissements, le malade fut pris de rhumatisme subaigu très-douloureux, et d'une endorcadite très-grave qui mit ses jours en danger, mais qui fut énergiquement combattue par des émissions sanguines et divers médicaments. A partir de ce moment, l'hypertrophie du cœur prit des proportions inquiétantes, et M. P. dut abandonner l'exercice de la médecine rurale. Nouvel examen et nouvelle prescription du professeur B....,

qui crut reconnaître un embarras valvulaire, et ordonna la digitale. Ce deuxième traitement n'ayant pas amené d'amélioration,
M. P. s'adressa au docteur M., autre célébrité médicale de Paris. Ce
médecin trouva le cœur non-seulement hypertrophié, mais, de
plus, occupant une position anormale (horizontole au lieu de verti-
cale). Prescription : acétate de plomb,valériane, digitale. Le malade
fut obligé d'abandonner ce nouveau traitement qui, non-seulement
avait été inefficace, mais, de plus, avait donné lieu à des coliques sa-
turnines. Découragé, M. P. se traita, d'après ses propres inspirations,
par des aloétiques et des applications de sangsues au siége, moyens
par lesquels il pensait pouvoir retarder les progrès de la maladie d
cœur. M. P., en nous décrivant les symptômes de sa maladie, nous
dit éprouver des battements toujours forts et parfois intermittents,
irréguliers et tumultueux ; essouflement, bruit pulsatif, très-incom-
mode dans les carotides ; pulsations artérielles très-apparentes partout où les vaisseaux ne sont pas situés profondément. L'auscultation pratiquée par le docteur H., une des notabilités médicales d'A.,
lui fait reconnaître une impulsion plus intense et plus étendue
qu'à l'état normal, et un bruit de souffle qui se fait entendre jusque
vers les carotides. Ces renseignements, qui nous sont transmis par
correspondance, nous font croire à une insuffisance valvulaire
peut-être double (aortique et mitrale).

Après avoir pris 2 centigrammes d'arséniate d'antimoine en dix
jours, M. P. nous écrivait que ses palpitations irrégulières n'étaient
que de très-peu diminuées de fréquence mais que ses battements
réguliers étaient moins forts ; que son pouls se déprimait plus facilement et était moins dur ; que le bruit pulsatif des carotides, bruit
si désagréable, était moins marqué, et enfin qu'il ressentait une
légère amélioration générale et locale. Plus tard, une nouvelle
lettre nous confirmait les progrès de l'amélioration, surveillée et
constatée à l'aide du stéthoscope par le docteur H., et qui se trouvait
être pour lui d'une réalité mathématique. Après six mois de traitement, M. P. disait : Il est évident que l'amélioration obtenue se soutient
et progresse, et il est incontestable pour mon confrère H. et pour moi
qu'elle est due à votre médication. Enfin, après un an de traitement
par l'arséniate d'antimoine, M. P. se trouvait assez bien pour ne plus
se préoccuper de son état de santé, pour reprendre la direction de
ses affaires et l'exercice de sa profession, et il déclarait qu'à ses

yeux, le médicament que nous lui avons fait prendre était le plus puissant sédatif des affections du cœur qu'il eût employé, soit sur lui, soit sur les autres. Il ne put jouir longtemps de son rétablissement ; dans l'hiver de 1860, il fut atteint d'une pleurésie maligne à laquelle il succomba en très-peu de jours ; mais cette circonstance n'infirme en aucune manière le résultat obtenu deux ans auparavant.

Nous citons d'autant plus volontiers cette observation, que l'examen stéthoscopique et la surveillance de la médication ont été l'œuvre d'un médecin autre que nous, et dont le témoignage ne peut être suspecté.

Nous fûmes consulté en septembre 1860 par M. C. B., chef d'usine dans le département de la Loire. Ce sujet, âgé de cinquante-trois ans, de constitution nerveuse-sanguine, d'une santé généralement florissante, est adonné sans trêve ni repos à un courant d'affaires qui absorbe tout son temps et toute son activité. Il éprouve, depuis une vingtaine d'années, des malaises dont il ne peut donner une définition exacte, et qui se terminent, le plus souvent, par de violents étourdissements ; M. C. B. avait observé aussi des palpitations avec intermittences. Depuis six mois, à l'occasion d'un chagrin de famille, ces palpitations sont devenues plus intenses et plus fréquentes ; elles donnent lieu à des crises qui viennent par deux et trois fois dans le même jour, qui sont accompagnées d'angoisse et de sueur, et suivies d'une agitation générale persistante. A la suite de ces crises, l'appétit est nul, les digestions difficiles, l'aptitude intellectuelle diminuée ; puis ces symptômes se dissipent peu à peu, et le malade revient à son état normal. Le caractère est devenu très-irascible ; le décubitus sur le côté gauche est impossible. Ce malade est mis à la médication arsénio-antimoniale, et après trois semaines il nous annonçait que ses palpitations avaient perdu de leur intensité et de leur durée, et que les étourdissements étaient devenus plus rares et moins violents. Après deux mois l'amélioration avait progressé rapidement, et le malade n'éprouvait plus dans la poitrine cette sensation d'oscillation qui lui était si pénible. Au troisième mois, M. C. B. se félicitait de la suppression complète de ses étourdissements. Un peu plus tard, il nous disait que la fréquence et la durée de ses crises de palpitations étaient diminuées de moitié.

En 1861, nous eûmes l'occasion d'ausculter ce malade que, jusque-là, nous n'avions connu que par correspondance. Nous constatâmes les signes d'une insuffisance valvulaire aortique et d'une hypertrophie ventriculaire gauche. Il y avait donc là une lésion irrémédiable, malgré laquelle l'état de notre malade s'était amélioré, et s'améliora encore pendant deux ans, au point de lui faire admettre qu'il était guéri. Cette amélioration, voisine de la guérison, n'était troublée que par des retours, de plus en plus éloignés, de palpitations avec intermittences, beaucoup moins violentes qu'autrefois. Cet état sa maintient depuis plus de six ans. Si nous avions ausculté ce malade avant de commencer son traitement, nous n'aurions pas cru, en raison de la lésion irrémédiable qu'il portait, et dont le début paraissait remonter à vingt ans, pouvoir lui faire espérer une amélioration ; il en a cependant été autrement, et ce fait, comme bien d'autres, doit encourager à toujours tenter quelque chose, même pour les affections incurables.

Nous fûmes appelé, en novembre 1860, auprès de C., jeune fille de la campagne, âgée de quinze à seize ans, laquelle avait éprouvé, depuis six années, plusieurs atteintes de rhumatisme articulaire, suivies de palpitations de cœur qui allaient toujours en s'aggravant. Cette malade avait suivi divers traitements ordonnés par plusieurs médecins consultés successivement, traitements dans lesquels les diverses préparations de digitale occupaient le premier rang. Appelé en dernier lieu auprès de cette enfant, nous la trouvâmes au lit, dans l'impossibilité de se tenir debout ; éprouvant des palpitations et des défaillances au moindre mouvement, au point qu'il lui fut très-difficile de se laisser ausculter ; pâleur, oppression extrême, faiblesse, inappétence, tristesse, abattement et appréhension continuelle d'une mort imminente. Cœur volumineux, fréquence des battements, violence et étendue de l'impulsion ; bruit de râpe, diastolique de ton grave et très-intense. Nous crûmes pouvoir diagnostiquer une endocardite chronique avec rétrécissement de l'orifice aortique et hypertrophie gauche. Le pronostic nous parut fort grave, et nous fîmes part à la famille des craintes qu'il nous inspirait. Mise à la médication arsénio-antimoniale, cette jeune fille en éprouva, comme effet immédiat, un accroissement passager d'oppression et une sensation d'angoisse précordiale. La malade et ses parents nous pressaient de faire cesser le remède qui paraissait aggraver le mal. Nous fûmes assez heureux pour les décider à continuer, et dans l'espace d'une à deux semaines, vint une amélioration qui progressa de jour en jour et fit cesser toute velléité de changement. Dès que la jeune fille eut éprouvé cette amélioration, nous ne fûmes plus appelé auprès d'elle ; on se contenta de venir nous donner de ses nouvelles qui furent de plus en plus satisfaisantes, et que, pour cette raison, nous cessâmes bientôt de recevoir. A ce moment, elle avait pris, sans interruption, deux flacons de granules antimoniaux ou d'arséniate d'antimoine.

Nous avions un peu perdu de vue la jeune C., qui habitait une bourgade assez éloignée de notre résidence, lorsque nous apprîmes que pendant la moisson de 1861, elle avait été assez bien portante pour travailler dans les champs au sciage des grains. Curieux de l'ausculter de nouveau, nous priâmes son père de nous l'amener, et nous fûmes surpris de trouver en elle une jeune fille considérablement grandie et possédant, avec la fraîcheur et l'embonpoint propres à son âge, toutes les apparences de la meilleure santé. Nous n'en redoutions pas moins l'épreuve de l'auscultation, mais à notre grand étonnement, nous trouvâmes le bruit de râpe d'autrefois changé en un bruit de souffle très-doux, et la fréquence ainsi que la violence des mouvements du cœur notablement réduites. Nous insistâmes pour faire reprendre et continuer, pendant quelque temps, la médication par les granules antimoniaux. Nous eûmes occasion d'ausculter de nouveau cette jeune fille dix mois plus tard, et nous trouvâmes encore le bruit de souffle considérablement adouci, ce qui nous donna l'espoir de le voir peut-être disparaître tout à fait. Depuis ce temps, nous avons constamment entendu dire que la jeune C. jouissait d'une excellente santé.

Ce cas est un exemple de l'action efficace que peut exercer une médication opportune et appropriée sur une lésion organique du cœur prise dans sa période de curabilité. Nous ne croyons pas risquer une appréciation excessive en disant que, si l'on avait continué à faire sur cette jeune fille la médecine de la digitale, qui, depuis six ans, n'influençait en rien la marche de la maladie, il se serait produit dans le cœur des lésions définitives et irrémédiables, contre lesquelles toutes les tentatives thérapeutiques auraient été impuissantes.

En 1859, nous fûmes appelé près de C. M., femme de trente ans environ, ayant eu des antécédents de rhumatisme et d'hystérie, atteinte, au moment où nous lui donnâmes des soins, de palpitations, de dyspnée et d'affaiblissement allant jusqu'à la défaillance. Il existait, à la base du cœur, un bruit de souffle à jet mince, court et rapide, que nous crûmes devoir rapporter à un rétrécissement mitral. Ce bruit anormal nous paraissait être le signe d'une lésion organique irrémédiable de l'un des orifices cardiaques, et en prescrivant à cette malade la médication arsénio-antimoniale, nous n'espérions qu'une amélioration superficielle et temporaire. Après deux mois de traitement, cette femme se disait guérie, et prétendait ne plus éprouver de palpitations. Nous l'auscultâmes de nouveau, et nous constatâmes non-seulement la disparition complète du bruit de souffle, mais aussi un apaisement notable dans les palpitations. Cette amélioration s'est maintenue et accrue; nous avons eu souvent l'occasion de revoir notre malade pour d'autres affections, et nous avons pu reconnaître que, chez elle, le cœur était définitivement revenu à son état normal.

Il y a toujours un très-grand intérêt à constater, par l'auscultation du cœur, la disparition d'un bruit anormal dont on ne peut rapporter la cause à une altération du sang, et qui paraît lié à une lésion organique. Que cette disparition soit l'œuvre de la nature ou de la thérapeutique, elle n'en prouve pas moins la curabilité, dans de certaines limites, d'états pathologiques qu'on regarde ordinairement comme indélébiles.

Nous fûmes consulté en 1860 par Mlle H. P., âgée d'une trentaine d'années, qui éprouvait, depuis cinq ou six ans, — à la suite de chagrins, — des palpitations de cœur permanentes, et de temps à autre des attaques subites qui lui causaient une vive douleur au cœur et pendant lesquelles elle croyait à chaque instant suffoquer et défaillir. Diverses médications, et notamment la digitale, avaient été employées sans succès contre cet état qui allait toujours s'aggravant. Cette personne n'était ni chlorotique ni rhumatisante, et, cependant elle offrait, à l'auscultation, un bruit de souffle qui devait être dû à une lésion, soit des valvules, soit des orifices. (insuffisance mitrale, à notre avis). Mise à la médication arsénioantimoniale, elle en éprouve une amélioration progressive, quoique souvent traversée par des alternatives de mieux et de pire. Aux deux premières auscultations, les battements étaient si confus, qu'il était impossible de saisir les détails des mouvements et des bruits du cœur; à la troisième, battements plus distincts et perception d'un faible et court bruit de souffle ou de frottement à la partie supérieure de l'organe. Les battements permanents perdirent de leur intensité, les attaques s'éloignèrent et s'affaiblirent, tandis que la malade reprenait des forces et de l'embonpoint. La médication par les granules antimoniaux fut continuée avec plus ou moins de régularité pendant deux ans environ, et Mᵐᵉ H. y est constamment revenue, après avoir éprouvé des déceptions en essayant d'autres traitements; et non-seulement elle a acquis une amélioration voisine de la guérison, mais après dix mois de traitement, son cœur avait cessé d'offrir à l'auscultation le bruit de souffle que nous avions constaté à nos premiers examens.

Nous terminerons cette série d'observations très-incomplètes et prises de mémoire, par celle de la maladie de M. B., âgé de 40 ans, n'ayant eu d'autres antécédents pathologiques qu'un catarrhe bronchique survenu à l'âge de 17 ans, et accompagné d'hémoptysies répétées. A l'époque où il vint nous consulter, M. B. avait de l'embonpoint, un teint coloré, et les autres signes extérieurs d'une santé générale excellente. M. B. se sentait malade depuis sept à huit ans, et, avant de s'adresser à nous, il avait consulté neuf médecins; sur ce nombre, huit avaient diagnostiqué une névralgie et prescrit des traitements en conséquence. Il se rendait à Luchon pour essayer de la médication thermale, qui lui avait été ordonnée. A Bordeaux, il lui vint à l'idée de contrôler, par trois nouvelles consultations, le diagnostic qui avait déjà été porté si souvent, et à l'endroit duquel il avait conservé quelques doutes. De ces trois consultations, deux furent confirmatives des précédentes, et une seule en différa, en désignant l'affection de M. B. sous le nom de légère hypertrophie du cœur, sans altération valvulaire. L'auteur de cette dernière consultation n'approuva pas le traitement par les eaux de Luchon, et M. B., sans tenir compte du nombre de ceux qui étaient d'un avis contraire, se laissa influencer par cette unique opposition, et rebroussa chemin. Quelques jous après, il vint nous demander nos conseils.

Le pouls de ce malade bat 17 fois par 10 secondes, et est plus fort à gauche qu'à droite. L'impulsion du cœur est plus intense et plus étendue qu'à l'état normal à la région ventriculaire gauche. Tintement métallique accompagnant le premier bruit; pendant la systole ventriculaire, bruit de frottement à jet brusque et court se prolongeant et devenant de plus en plus distinct à mesure qu'on remonte vers la clavicule, et ayant son maximum d'intensité à la région sous-claviculaire. Ce frottement se prolonge jusque dans l'artère axillaire, et, là, se change en un ronron continu; rien dans les carotides; battements rudes sur le trajet de l'aorte. Le bruit de frottement qui vient d'être indiqué, se fait entendre, quoique faiblement, à la partie postérieure de la poitrine. Douleurs permanentes avec exacerbations partant des régions précordiale et axillaire, et se prolongeant jusque dans la tête; sensation d'aiguillonnements entre-croisés dans l'intérieur du cœur. Notre diagnostic est : induration et dilatation du commencement de l'aorte, de sa crosse et de la sous-clavière, hypertrophie secondaire des cavités gauches. Notre pronostic ne nous fait espérer aucune amélioration. Nous prescrivons néanmoins les granules d'arséniate d'antimoine (granules antimoniaux). Malgré ce jugement fâcheux, M. B., quoique très-défiant envers toute médication, constata une amélioration sensible par l'usage de celle-ci, la continua avec persévérance, et se félicita hautement du bien qu'elle lui avait fait en lui permettant de reprendre les habitudes et les travaux ordinaires de sa vie. Nous avons fait exprimer à M. B., qui demeure au loin, le désir de l'ausculter de nouveau; mais nous ne l'avons pas encore revu, et nous ne pouvons que relater cette amélioration inespérée, sans avoir été en mesure de la contrôler par l'examen des organes malades; mais le cas, tel qu'il est, nous semble si digne d'attention, qu'il nous paraît important de le signaler.

Nous pourrions ajouter un grand nombre d'autres faits à ceux que nous venons d'indiquer brièvement; mais nous devons nous maintenir dans de certaines limites, et ne pas faire de la dernière partie de notre travail un recueil d'observations. Nous citerons quelques autres cas de maladies du cœur d'apparence très-grave, mais qui ne présentaient point des signes de lésions des valvules ou des orifices.

En avril 1859, nous fûmes consulté par M. B., jeune homme de

26 ans, de bonne constitution qui, l'année précédente et sous l'influence de causes ordinaires, avait été atteint de rhumatisme musculaire général. Ce malade, très-affaibli, très-amaigri, éprouvait des
palpitations intermittentes, de la souffrance au cœur, de fréquentes
menaces de syncope, des douleurs variables de siége et d'intensité
dans les muscles et les articulations. Nous constatâmes de la fièvre
et des battements de cœur tumultueux à choc violent et à impulsion
très-étendue, mais sans bruit anormal. Nous crûmes devoir diagnostiquer une endocardite rhumatismale chronique. Ce sujet avait
été traité infructueusement depuis plus de huit mois par les saignées, les purgatifs, les diurétiques, les vésicatoires, le sulfate de
quinine, la digitate, la digitaline, etc. La digitale avait déterminé
des troubles gastriques et cérébraux, dont quelques-uns persistaient
avec opiniâtreté. La locomotion était à peu près impossible, et le
sommeil très-difficile, les battements du cœur étaient perceptibles
à l'ouïe et à la vue. Mis à l'usage de la médication arsénio-antimoniale, le jeune B. se trouve mieux dès la première semaine et, vingt
jours après, il pouvait faire, à pied, aller et retour, une course de
quatre à cinq kilomètres. Son amélioration progressa pendant trois
mois et, à ce moment, fut entravée par une péricardite intercur-
rente, laquelle céda à un traitement par la saignée et le tartre stibié
à haute dose. Après cette affection accidentelle, rien ne vint plus
retarder la guérison de notre malade; nous la regardions comme
complète au bout de six mois de traitement et, depuis dix ans, elle
ne s'est jamais démentie.

M. L., âgé de 65 ans, de constitution robuste, exerçait, depuis son
jeune âge, la rude profession de marin; à la suite d'efforts musculaires trop violents et trop continus (efforts de traction de haut en
bas), il fut pris de douleurs au cœur et sur le trajet de l'aorte tho-
racique et abdominale, avec battements violents et sensation de
tremblement dans le cœur et les gros vaisseaux. Il existe chez ce
malade des battements et un frémissement permanents, mais il arrive aussi des exacerbations de ces phénomènes, venant par crises
plus ou moins éloignées et plus ou moins intenses, pendant lesquelles il y a prostration complète, impossibilité d'efforts musculaires, coliques, crampes, contractions involontaires dans les membres inférieurs, et enfin sensations de vagues liquides qui monteraient

vers la tête et se répandraient dans le cerveau. Le cœur et l'aorte ne
font enteudre aucun bruit anormal. Comment expliquer l'état pathologique de ce malade? Il nous a semblé logique d'admettre que,
par l'effet d'efforts violents et prolongés, la mesure de l'élasticité du
cœur et de l'aorte avait été dépassée et qu'il en était résulté une
dilatation passive de ces organes, dilatation contre laquelle la fibre
musculaire avait perdu la faculté de réagir. La médication par l'antimoine et l'arsenic ou par un composé antimonio-arsenical devait
trouver son indication dans ce cas, puisque ces deux médicaments
ont une action myosthénique ou mieux névrosthénique des plus efficaces. Le malade dut, en effet, sa guérison au traitement par les
granules d'arséniate d'antimoine pris, laissé, et repris plusieurs fois
et enfin continué, en dernier lieu, jusqu'à parfaite guérison. Pendant ce traitement ou dans ses intervalles, deux rechutes avaient
eu lieu, toujours par suite d'efforts musculaires imprudents. Les
battements, pendant lesquels le cœur et l'aorte semblaient bondir,
sont peu à peu revenus à l'état normal et les vibrations ont tout à
fait disparu. L., âgé aujourd'hui de 71 ans, possède encore une santé
et une force remarquables; mais il ne peut pas impunément se livrer à des travaux qui exigent des efforts musculaires trop violents
et trop continus.

C. est âgé de quarante-neuf ans; depuis quinze ans il éprouve
des palpitations, de la dyspnée et des suffocations. Il a eu, il y a dix-
huit ans, une première atteinte de rhumatisme articulaire qui a ré-
cidivé plusieurs fois depuis.

Nous voyons cet homme pour la première fois en mai 1866. Il se
trouvait très-malade depuis le mois de novembre précédent; il
possédait un embonpoint encore considérable, mais il disait avoir
beaucoup maigri; son teint est jaune pâle; il existe une dypsnée
excessive, une toux opiniâtre et quinteuse sans expectoration; les
palpitations qui, au dire du malade, ont redoublé depuis novembre,
sont tellement précipitées et confuses qu'il est impossible de dis-
tinguer les deux bruits du cœur ni de compter le pouls, qui est excessivement petit et fréquent; les battements se font entendre à
peu près au même degré dans toute l'étendue de la poitrine, mais
surtout à gauche et en bas, et on les retrouve encore très-énergi-
ques à la partie dorsale; pas de bruit anormal; quelques râles sibi-

lants disséminés dans les deux poumons; anxiété portée à un si haut degré que C. ne peut rester en place ni répondre aux questions qu'on lui adresse. Vomissements fréquents par l'effet de la toux; inappétence telle que, depuis deux mois, sa seule nourriture consiste en quelques cuillerées de bouillon et quelques morceaux de pâtisserie. Depuis cinquante-deux nuits C. a été dans l'impossibilité de se coucher, et il ne fait que de courts sommes de quelques minutes, incessamment interrompus par des soubresauts, des cauchemars, des quintes de toux, et des vomissements; appréhensions instinctives qui lui rendent insupportables l'obscurité et la solitude; œdème des extrémités inférieures. Le médecin ordinaire de C. a employé, tour à tour sans le moindre succès, les émissions sanguines, les révulsifs, les diurétiques, les purgatifs, la digitale, l'opium, la digitaline, la morphine. C. paraît approcher rapidement de sa fin.

C'est dans ces conditions si fâcheuses que nous sommes appelé en consultation; nous reconnaissons une énorme hypertrophie du cœur, et nous croyons trouver dans les troubles locaux et généraux les signes d'une endo-péricardite. Nous prescrivons la médication arsénio-antimoniale avec peu d'espoir de succès.

Il est tellement pressant de remédier au mal que nous ne croyons pas devoir nous en tenir aux doses ordinaires de 2 à 4 milligrammes, et que nous débutons d'emblée par celle d'un centigramme, qui est parfaitement tolérée. Dès les premiers jours l'anxiété et la toux diminuent sensiblement, et avant la fin de la première semaine le malade pouvait se coucher et dormir dans son lit; les vomissements cessent, l'appétit revient graduellement, peu à peu la confusion des battements cardiaques disparaît, les bruits deviennent plus distincts, les forces se restaurent, et C., tout en conservant les signes de son hypertrophie, peut revenir à sa vie habituelle. Il peut dormir sur le côté gauche, position que, depuis plusieurs années, il lui était impossible de garder pendant son sommeil. Ce malade a continué pendant plus de six mois l'arséniate d'antimoine à la dose d'un centigramme sans éprouver le moindre symptôme d'intolérance. Sa guérison, sauf l'état hypertrophique du cœur paraissait à peu près complète après trois mois de traitement.

Bien que les affections caractérisées par les palpitations et l'hypertrophie soient de beaucoup les plus nombreuses parmi les ma-

ladies du cœur, il n'en faut pas moins tenir compte des cas qui
présentent des conditions opposées, c'est-à-dire le ralentissement et
l'affaiblissement des mouvements et des bruits circulatoires. Ce ralentissement et cet affaiblissement peuvent dépendre d'une asthénie
nerveuse, de l'atrophie du système-musculo vasculaire, de la dégénérescence graisseuse, d'un état anémique. Nous nous sommes expliqué, dans le cours de ce travail, sur l'opportunité contre ces
affections, des névrosthéniques et des myosthéniques, des reconstituants et des toniques, et nous avons cherché à expliquer pourquoi
les arsenicaux et les antimoniaux, soit seuls, soit associés à la strychnine ou au fer, étaient aussi bien indiqués contre les affections à
battements fréquents et intenses que contre celles à battements faibles, lents et concentrés. L'observation suivante en est un
exemple.

Madame L., femme de cinquante-quatre ans, a été atteinte, il y a
seize ans, et sous l'influence d'un refroidissement, d'une maladie
qui paraissait siéger dans les organes abdominaux, et qui a été qua-
lifiée de rhumatisme. Ce diagnostic a été justifié par le transport
sur les articulations du bras droit des douleurs abdominales. Dans
cet état, madame L. va à Cauterets; mais là, elle est prise d'une
douleur précordiale, qui interrompt et empêche un traitement externe qu'elle avait commencé. Six ans plus tard, les articulations
du bras gauche se prennent comme s'étaient prises celles du bras
droit, et la malade va, pour la seconde fois, suivre un traitement
thermal à Cauterets. A partir de cette époque, cessation des manifestations articulaires, mais gêne et douleur permanente au cœur,
et extension de cette douleur sur les trajets nerveux du bras gauche. Perte de l'appétit; teint jaune pâle; affaiblissement général,
sensation de fatigue permanente; changements dans le caractère,
qui devient très-accessible aux émotions dépressives; le poids du
sein gauche est une cause de douleur continue à la région du
cœur; impossibilité du décubitus latéral à gauche ou à droite; il
n'y a de tolérable que le décubitus dorsal. A l'auscultation, on ne
trouve aucun bruit anormal, les battements ainsi que le pouls sont
lents, faibles et concentrés; ils présentent quelquefois des intermittences, mais elles sont rarement spontanées et elles dépendent
presque toujours de quelque influence extérieure. Diagnostic : péri

cardite rhumatismale antérieure, atrophie et affaiblissement con-sécutifs du cœur, probabilité d'un rétrécissement mitral.

Madame L. fut soumise à un traitement par l'arséniate d'antimoine, le fer et la noix vomique ; elle resta longtemps sans en obtenir des résultats évidents, mais enfin les effets de la médication se firent sentir ; l'amélioration fut générale et locale ; les forces et l'appétit se restaurèrent ; la douleur et la gène qui se faisaient sentir à la région du cœur diminuèrent, et la malade put dormir, couchée sur l'un ou l'autre côté. Madame L. a si bien apprécié le service que lui ont rendu les granules antimonio-ferreux, qu'elle les reprend de temps en temps et d'une manière régulière pour soutenir l'amélioration qu'elle a obtenue. L'auscultation du cœur donne toujours, à peu de chose près, les mêmes résultats.

Il y a deux méthodes à suivre, et entre lesquelles il faut choisir pour l'administration de la médication arsénio-antimoniale. La première consiste à préparer séparément deux solutions à propor-tions égales, l'une d'un sel arsenical, l'autre de tartre stibié, et à les prescrire simultanément et à prises alternatives ; la seconde con-siste à se servir d'un produit unique, l'arséniate d'antimoine, dû à la combinaison des deux substances médicamenteuses. Il y a, entre ces deux méthodes, la différence de l'association à la combinaison.

La première, qui paraît la plus simple, est bonne tout au plus pour quelques semaines. Nous avons rarement pu la faire suivre pendant plus d'un ou deux mois. Les malades se fatiguent de l'as-sujettissement que leur impose l'obligation de boire, en six ou huit fois par jour, deux verres d'eau médicamenteuse ; il y a des négli-gences et des omissions ; il survient des répugnances inattendues contre des liquides qu'on trouvait insapides au début, et auxquels on découvre, plus tard, des saveurs aussi désagréables que fantas-tiques. Tous les médecins qui, dans leur clientèle ou dans leurs ser-vices d'hôpitaux, ont voulu employer pendant longtemps des solu-tions arsenicales, ont su quelque chose des difficultés et des oppositions, des fraudes et des supercheries qu'amenait ce mode d'administration dès qu'il se prolongeait au delà de quelques jours.

La préparation pharmaceutique et le mode d'administration sont loin d'être choses indifférentes pour le succès des médications, sur-tout quand il s'agit de celles qui sont destinées à être continuée pendant un long espace de temps. Si la médication arsénio-antimoniale avait dû se faire au moyen de solutions prises par gouttes ou par cuillerées, elle aurait été condamnée à végéter entre les mains de quelques rares praticiens convaincus et opiniâtres, et elle n'aurait jamais pu se généraliser. Du reste, l'insolubilité, produit de la combinaison de l'arsenic et de l'antimoine, excluait les préparations par solution; mais le succès de la médication exigeait, de plus, que la composition et la dose des préparations d'arséniate d'antimoine ne fussent pas abandonnées aux variations sans nombre que leur aurait fait subir chaque formule particulière. On sait la divergence qui existe au sujet des doses arsénicales entre les praticiens les plus compétents de notre époque. Les uns, au nom d'une prudence excessive, ou d'une expérience qu'ils regardent comme incontestable, s'en tiennent aux fractions de milligramme; d'autres, avec une audace dont ils n'ont pas eu à se repentir, ont dépassé 15 centigrammes. De pareils écarts peuvent se produire pour le traitement des maladies aiguës; ils peuvent avoir lieu sans inconvénients, et même avec des succès du côté des méticuleux comme du côté des téméraires. Mais pour le traitement des affections chroniques, pour des médications à long terme, il était important de les éviter, et de soustraire surtout un médicament nouveau aux pusillanimités des uns comme aux témérités des autres, aux incertitudes et aux hésitations du plus grand nombre.

En fait de préparations arsénicales, ce sont toujours les préparations officinales qui ont prévalu, parce qu'elles ont offert la fixité et l'invariabilité des doses sur lesquelles il est important de pouvoir se baser, quand il s'agit de médicaments toxiques. C'est pour remplir ces conditions que nous avons fait faire, avec l'arséniate d'antimoine, une préparation officinale qui offre aux médecins un médicament toujours identique par sa composition et sa posologie, et qui, par ce fait, présente à la fois une sécurité pour la thérapeutique et une garantie contre les accidents d'intoxication. Nos lecteurs nous pardonneront les détails dans lesquels nous entrons au sujet de l'arséniate d'antimoine, détails plus pharmaceutiques que médicaux, mais qui ont leur intérêt en raison de l'introduction récente de ce médicament dans la thérapeutique et de la place importante qu'a déjà prise la préparation officinale qui lui a été donnée.

Tous les médecins qui ont beaucoup employé l'arsenic ont re

connu l'opportunité de remplacer par un autre mot l'adjectif *arsenical*, qui est presque toujours alarmant pour le public. Les préparations qui, — comme les solutions de Fowler, de Pearson, de Biett, — portent un nom d'auteur, échappent heureusement, par leur dénomination, à l'épithète d'*arsenicale*, et sont acceptées sans difficultés. Le docteur Boudin donnait à sa solution le nom de minérale. M. Massart faisait une contrefaçon du mot *arsenic* et de ses dérivés, et prescrivait de l'acide arrhénique, des arrhénites et des arrhéniates. Nous avons dû, quoiqu'à regret, nous conformer à ces précédents, et, sans inventer un mot nouveau, nous avons donné aux granules d'arséniate d'antimoine le nom de *granules antimoniaux*, lequel, au lieu de comprendre les deux composants du nouveau sel, n'en rappelle qu'un. Mais cette omission n'a été faite qu'en vue de la quiétude des malades, et nous avons eu soin de la réparer, autant qu'il a été en notre pouvoir, envers le public médical, par deux brochures et par près de vingt articles scientifiques publiés sur la médication arsénio-antimoniale, dans divers journaux de médecine français et étrangers. Du reste, la réputation de l'arséniate d'antimoine s'est rapidement propagée, et ce nouveau sel est cité et apprécié dans tous les ouvrages récents qui traitent de matière médicale et thérapeutique.

Nous nous sommes déjà expliqué sur le peu de valeur que pouvait avoir le reproche d'insolubilité, adressé à quelques-uns des composés arsenicaux, et entre autres à l'arséniate d'antimoine. Les anciens, qui nous ont transmis la connaissance des propriétés médicamenteuses de l'arsenic, ne les avaient connues que par l'emploi des sulfures insolubles. Nous avons cité les expériences de M. Chatin qui démontrent l'absorption, même par les plantes, de l'acide arsénieux, simplement délayé. Ajoutons que, pour ce qui est de l'arséniate d'antimoine, son absorption est prouvée pour nous, non-seulement par ses effets thérapeutiques, que nous avons personnellement expérimentés, mais de plus, par une expérience accidentelle et involontaire qui se renouvelle toutes les fois que ce sel est manipulé en grandes quantités dans des préparations pharmaceutiques. Le manipulateur éprouve constamment, par le fait et à la suite de ce contact, de légers accidents toxiques qui durent avec plus ou moins d'intensité, pendant un ou deux jours, et qui consistent en tremblement musculaire, en frémissements dans le cœur, et même quelquefois en palpitations violentes avec bruit de souffle passager, en troubles de la sécrétion urinaire, céphalalgie, insomnie, excès d'impressionnabilité, etc. Ces effets accidentels prouvent, non-seulement que cette substance est absorbable, mais de plus qu'elle est absorbée, en proportion relativement considérable, par la peau, pour laquelle cette aptitude a été et est encore contestée. Dans ces opérations pharmaceutiques l'arséniate d'antimoine se trouvant délayé dans un liquide sirupeux, en contact avec les mains, il est bien évident que c'est par la surface cutanée qu'il est introduit dans l'organisme, et non par les voies respiratoires comme on pourrait l'admettre, s'il était soumis aux manipulations sous forme pulvérulente.

Nous terminons ici ce travail, dans lequel nous nous sommes proposé de démontrer les analogies thérapeutiques de l'arsenic et de l'antimoine ; de rechercher les applications qui ont été faites de ces deux médicaments aux diverses maladies se rapprochant le plus des maladies du cœur, et aux affections cardiaques elles-mêmes. Nous avons ainsi, par une étude impartiale et désintéressée sur la question, non-seulement mis de côté les prétentions que nous aurions pu avoir à la priorité, mais même recherché loyalement, pour nous fortifier de leur autorité, les auteurs auxquels cette priorité peut être rapportée. De la similitude d'action de l'arsenic et de l'antimoine, nous avons conclu à l'utilité de l'association de ces deux médicaments, et, encore mieux, de leur combinaison afin d'accroître et de développer leur virtualité. Enfin, dans l'exposition de nos recherches thérapeutiques, nous nous sommes appliqué à citer plus souvent les idées et les observations qui nous sont étrangères que celles qui nous sont personnelles. Nous aurons atteint notre but si nous avons réussi à apporter quelque lumière sur notre sujet, et à faire pénétrer quelque chose de nos convictions dans l'esprit de nos lecteurs.

TRAVAUX SCIENTIFIQUES DE L'AUTEUR

État de la médecine au Brésil (*Gaz. médic. de Paris*, 1847, p. 215).

Lettre médicale sur le Brésil (*id.* 1848, p. 81).

Note sur le traitement de la dyssenterie (*id.* 1848, p. 122).

Note sur la saignée et l'examen du sang veineux (*id.* 1848, p. 225).

Lettre médicale sur le Brésil (*id.* 1848, p. 503 et 623).

Lettre médicale sur le Brésil (*id.* 1848, p. 903 et 923).

Études sur le sulfate de quinine (*id.* 1849, p. 28 et 44).

Lettre médicale sur le Brésil (*id.* 1849, p. 95).

Observation d'hémorrhagie dentaire mortelle (*id.* 1849, p. 104).

Observation de gangrène spontanée (*id.* 1849. p. 544).

Lettre sur la médecine au Brésil (*id.* 1849, p. 792).

Observation de trachéotomie (*id.* 1849, p. 946).

Observation de pustule maligne (*id.* 1850, p. 204).

Observation de transsudation colorée (*id.* 1850, p. 265).

Application du caustique de Vienne à l'extraction des corps étrangers (*id.* 1850, p. 366).

Note sur la fausse vaccine, la vaccine et l'inoculation (*id.* 1850, p. 418).

Remarques sur l'antimoine diaphorétique (*id.* 1850, p. 775).

Contracture musculaire et phlegmon intra et extra pelvien (*id.* 1851, p. 404).

Réclamations contre les gens de lettres (*id.* 1851, p. 436).

Observation de tétanos à la suite de caustiques (*id.* 1851, p. 523).

Observations de maladies de l'utérus (*id.* 1851, p. 613).

De l'inoculation prophylactique de la fièvre jaune (*id.* 1857, p. 1).

Empirisme et rationalisme (*id.* 1859, p. 601).

Rationalisme et empirisme, étude du curare, des climats et de la curabilité de la phthisie (*id.* 1859, p. 757).

Étude sur le climat de Madère (*id.* 1860, p. 98 et 112).

Du traitement des fièvres paludéennes (*id.* 1860, p. 343).

Spiritualisme et vitalisme (*id.* 1860, p. 537).

Du traitement de la fièvre typhoïde (*id.* 1861, p. 115).

Revue du journal de la Société des sciences médicales de Lisbonne (*id.* 1862, p. 10).

Revue de la Gazette médicale de Porto (*id.* 1862, p. 262).

Étude sur le croup, par le professeur Barbosa, de Lisbonne (Bibliographie), *id.* 1863, p. 20).

Rapport sur l'épidémie de fièvre jaune de Lisbonne en 1857 (Bibliographie) (*id.* 1854, p. 553 et 603).

Recherches sur les maladies du cœur, par le docteur Auburtin, (Bibliographie) (*id.* 1864, p. 817).

De la médication arsénio-antimoniale (*id.* 1865, p 41).

Lettre sur l'emploi médical de l'arsenic (*id.* 1865, p. 430).

Mémoire sur la trachéotomie, par le profess' Barbosa, de Lisbonne (Bibliographie) (*id.* 1865, p. 145).

Revue du journal de la Société des Sciences médicales de Lisbonne (*id.* 1865, p. 452).

Revue du journal : *El Genio quirurgico* de Madrid (*id.* 1865, p. 433).

Recherches sur l'action de la fève de Calabar, par le professeur Barbosa, de Lisbonne (Bibliographie) (*id.* 1865, p. 490).

Études sur l'action thérapeutique de l'arséniate d'antimoine sur les affections du cœur et du poumon (*id.* 1865, p. 663, 679, 716 735).

Des préparations arsenicales et antimoniales et de leur emploi contre les maladies du cœur (*France médicale*, 1865, p. 306 et 313).

De l'arsenic dans la pathologie du système nerveux, par le docteur Isnard, de Marseille (Bibliographie) (*id.* 1865, p. 518 et 525).

De la médication arsenico-antimoniale contre les maladies du cœur (*Abeille médicale*, 1865, p. 209 et 218).

Lettre sur l'emploi médical de l'arsenic (*id.* 1865, p. 233).

De la médication arsénio-antimoniale (*Union médicale de la Gironde*, 1865, p. 111).

Lettre sur la médication arsenicale (*Journal des connaissances médicales pratiques*, 1865, p. 404).

Mémoire sur l'arséniate d'antimoine (*Journal de la Société des sciences médicales de Lisbonne*, 1865, p. 320).

Mémoire sur les médications arsenicale et antimoniale et sur les maladies du cœur (*Actes du congrès médical de Bordeaux*, 1865).

Des paraplégies de l'asile d'Ajuda, par le prof' Barbosa (Bibliographie) (*Gazette médic. de Paris*, 1866, p. 35).

De l'emploi et de l'action de l'arsenic en médecine par le docteur Wahu (Bibliographie) (*Gaz. méd. de Paris*, 1866, p. 124).

De l'urétromie interne par le professeur Barbosa (Bibliographie.) (*Gaz. méd. de Paris*, 1866, p. 465).

Remarques sur les ectocardies par le professeur Alvarenga, de Lisbonne (Bibliographie) (*Gaz. méd. de Paris* 1866, p. 838).

Études thérapeutiques sur l'arséniate d'antimoine (*Abeille médicale*, 1866, p. 154).

Remarques sur les ectocardies par le professeur Alvarenga, de Lisbonne (Bibliographie) (*France médicale*, 1866, p. 518).

De la médication arsénio-antimoniale (*Union médicale de la Provence*, 1866, p. 83 et 98, et *Scalpel de Liége*, 1866, p. 278 et 286).

Du traitement de la chlorose et de l'anémie (*id.* 1866, p. 249, et *Scalpel de Liége*, 1866, p. 35).

Lettre sur la médication arsenicale (*Journ. des conn. médic. prat.* 1866, p. 484).

De la prophylaxie des maladies épidémiques et miasmatiques, (*Actes du Comité médical des Bouches-du-Rhône*, 1866, p. 237).

Revue du journal *El genio quirurgico* de Madrid (Bibliographie) (*Gaz. medic. de Paris*, 1867, p. 140).

Note sur l'ovariotomie, par le professeur Barbosa, de Lisbonne, (Bibliographie) (*Gaz. médic. de Paris*, 1867, p. 145).

De la médication arsénio-antimoniale (*Gaz. médic. de Lisbonne*, 1867, p. 45).

A propos de la sécession de l'Irlande, les travaux de l'avenir (*Gazette des eaux*, 1867, p. 93).

Du café à haute dose dans l'étranglement herniaire (*Abeille médicale*, 1867, p. 113,.

A propos de l'urétrotomie externe (*France médicale*, 1867, p. 250).

De la médication arsenicale comme préservatrice des fièvres eudémiques (*Gaz. médic. de l'Algérie*, 1867, p. 49).

Essai sur l'action thérapeutique de l'arséniate d'antimoine Paris, 1867, broch. in-8°, 32 pages.

Mélanges de pathologie et de thérapeutique, etc. Saintes, 1867 in-8°, 222 pages.

TABLE

Pages